Abdelhamid Kaabia

Traité de la Maladie Exostosante

Abdelhamid Kaabia

Traité de la Maladie Exostosante

Guide Encyclopédique

Presses Académiques Francophones

Impressum / Mentions légales

Bibliografische Information der Deutschen Nationalbibliothek: Die Deutsche Nationalbibliothek verzeichnet diese Publikation in der Deutschen Nationalbibliografie; detaillierte bibliografische Daten sind im Internet über http://dnb.d-nb.de abrufbar.

Alle in diesem Buch genannten Marken und Produktnamen unterliegen warenzeichen-, marken- oder patentrechtlichem Schutz bzw. sind Warenzeichen oder eingetragene Warenzeichen der jeweiligen Inhaber. Die Wiedergabe von Marken, Produktnamen, Gebrauchsnamen, Handelsnamen, Warenbezeichnungen u.s.w. in diesem Werk berechtigt auch ohne besondere Kennzeichnung nicht zu der Annahme, dass solche Namen im Sinne der Warenzeichen- und Markenschutzgesetzgebung als frei zu betrachten wären und daher von jedermann benutzt werden dürften.

Information bibliographique publiée par la Deutsche Nationalbibliothek: La Deutsche Nationalbibliothek inscrit cette publication à la Deutsche Nationalbibliografie; des données bibliographiques détaillées sont disponibles sur internet à l'adresse http://dnb.d-nb.de.

Toutes marques et noms de produits mentionnés dans ce livre demeurent sous la protection des marques, des marques déposées et des brevets, et sont des marques ou des marques déposées de leurs détenteurs respectifs. L'utilisation des marques, noms de produits, noms communs, noms commerciaux, descriptions de produits, etc, même sans qu'ils soient mentionnés de façon particulière dans ce livre ne signifie en aucune façon que ces noms peuvent être utilisés sans restriction à l'égard de la législation pour la protection des marques et des marques déposées et pourraient donc être utilisés par quiconque.

Coverbild / Photo de couverture: www.ingimage.com

Verlag / Editeur:
Presses Académiques Francophones
ist ein Imprint der / est une marque déposée de
OmniScriptum GmbH & Co. KG
Heinrich-Böcking-Str. 6-8, 66121 Saarbrücken, Deutschland / Allemagne
Email: info@presses-academiques.com

Herstellung: siehe letzte Seite /
Impression: voir la dernière page
ISBN: 978-3-8416-3289-0

Zugl. / Agréé par: Sousse, Faculté de médecine de Sousse (Tunisie), 2014

Copyright / Droit d'auteur © 2015 OmniScriptum GmbH & Co. KG
Alle Rechte vorbehalten. / Tous droits réservés. Saarbrücken 2015

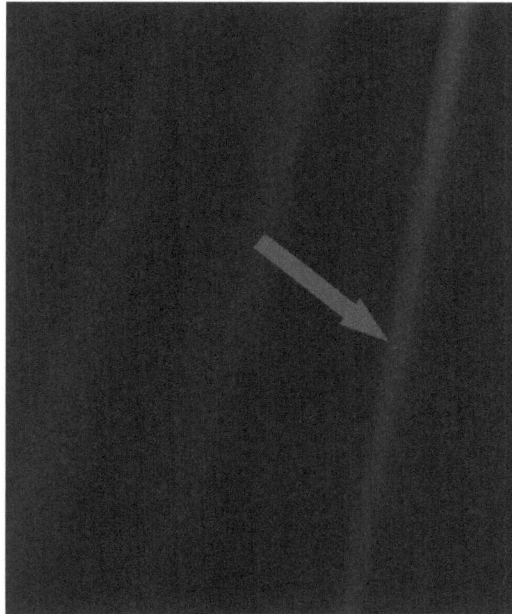

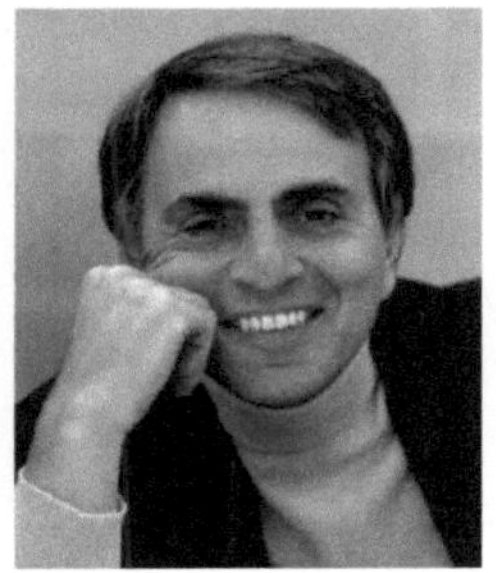

Le 14 février 1990, et suite à la demande de Carl Sagan, la NASA commanda à la sonde Voyager1 qui avait terminé sa mission primaire, de se retourner et de photographier les planètes qu'elle avait visitées. Une des images que Voyager renvoya était celle de la Terre à 6,4 milliards de kilomètres, juste « un point bleu pâle » « a pale blue dot » (flèche bleue) dans la photo granuleuse. Le minuscule point est presque perdu dans la lueur du Soleil .

Dans son livre intitulé « Pale Blue dot », l'astronome et astrophysicien américain Carl Sagan (1934 – 1996) a dit en contemplant cette image de la terre : [From this distant vantage point, the Earth might not seem of any particular interest. But for us, it's different. Consider again that dot. That's here. That's home. That's us. On it everyone you love, everyone you know, everyone you ever heard of, every human being who ever was, lived out their lives. The aggregate of our joy and suffering, thousands of confident religions, ideologies, and economic doctrines, every hunter and forager, every hero and coward, every creator and destroyer of civilization, every king and peasant, every young couple in love, every mother and father, hopeful child, inventor and explorer, every teacher of morals, every corrupt politician, every superstar, every supreme leader, every saint and sinner in the history of our species lived there – on a mote of dust suspended in a sunbeam.

The Earth is a very small stage in a vast cosmic arena. Think of the rivers of blood spilled by all those generals and emperors so that in glory and triumph they could become the momentary masters of a fraction of a dot. Think of the endless cruelties visited by the inhabitants of one corner of this pixel on the scarcely distinguishable inhabitants of some other corner. How frequent their misunderstandings, how eager they are to kill one another, how fervent their hatreds. Our posturings, our imagined self-importance, the delusion that we have some privileged position in the universe, are challenged by this point of pale light. Our planet is a lonely speck in the great enveloping cosmic dark. In our obscurity – in all this vastness – there is no hint that help will come from elsewhere to save us from ourselves.

The Earth is the only world known, so far, to harbor life. There is nowhere else, at least in the near future, to which our species could migrate. Visit, yes. Settle, not yet. Like it or not, for the moment, the Earth is where we make our stand. It has been said that astronomy is a humbling and character-building experience. There is perhaps no better demonstration of the folly of human conceits than this distant image of our tiny world. To me, it underscores our responsibility to deal more kindly with one another and to preserve and cherish the pale blue dot, the only home we've ever known].

i

DEDICACES

Je dédie humblement ce manuscrit:

A la femme la plus belle, la plus douce et la plus affectueuse au monde. A celle qui s'est toujours dévouée et sacrifiée pour moi, celle qui m'a aidé du mieux qu'elle pouvait pour réussir, celle qui m'a accompagné tout le long de ce parcours périlleux de la maternelle à l'internat ,celle qui a toujours été là dans mes moments de détresse, **ma très chère mère Besma**, ces mots ne suffiront pas à exprimer ma gratitude et mon amour pour toi.

A celle qui a su m'aimer, me supporter, ma chère **Olfa**, en témoignage de sa bonté et de son affection. Tu donnes un sens à ma vie. Je t'aime.

A tous ceux que j'ai croisés et qui m'ont permis de grandir dans ce métier et merci aux guerriers, ceux que j'ai croisés lors de ma vie et qui ont su garder une âme incorruptible malgré tout ; ils susciteront à jamais mon admiration.

Aux martyrs de la liberté et de la science de tous les temps et partout dans le monde.

Aux Hommes de la science et de la raison, ceux qui m'inspirent: Richard Dawkins, Charles Darwin, Steven Hawking, Abdullah Kusaymi, Richard Feynmann, Michel Onfray, Carl Sagan et Albert Camus.

REMERCIEMENTS

Cet ouvrage a été le labeur de deux années de travail dans le service d'orthopédie traumatologie Sahloul de Sousse (Tunisie) et n'aurait probablement jamais été mené à terme sans le soutien d'un grand nombre de personnes que je tiens vivement et très sincèrement à remercier. Je commence par tous ceux dont le nom n'apparaît pas ici.

Je remercie :

Mon maître Monsieur le Professeur Mohammed Laziz BEN AYECHE, chef de service d'orthopédie traumatologie de l'hôpital Sahloul de SOUSSE (TUNISIE).

Mon maître Monsieur le Professeur Moncef MOKNI, chef de service d'anatomie pathologique de l'hôpital Farhat Hached de SOUSSE (TUNSIE).

Mon maître Monsieur le Professeur agrégé Karim BOUATTOUR du service d'orthopédie traumatologie de l'hôpital Sahloul de SOUSSE (TUNISIE).

Mon maître Monsieur le Professeur agrégé Nader NAOUAR du service d'orthopédie traumatologie de l'hôpital Sahloul de SOUSSE (TUNISIE).

Mon maître et encadreur Monsieur le Professeur agrégé Mahmoud BEN MAITIGUE du service d'orthopédie traumatologie de l'hôpital Sahloul de SOUSSE (TUNISIE).

Les Professeurs Rami Mestiri et Abderrazak Letaïef pour leurs conseils précieux.

Les derniers remerciements reviennent à ma famille à qui je dois tout. Merci pour tous ces moments si simples et pourtant si précieux.

TABLE DES MATIERES

LISTE DES FIGURES

LISTE DES TABLEAUX

LISTE DES ABREVIATIONS

ACD	:	Angle cervico-diaphysaire du fémur.
ACET	:	Angle de couverture externe de la tête fémorale.
ADN	:	Acide désoxyribonucléique.
AFT	:	Angle fémoro-tibial.
AMDF	:	Angle métaphyso-diaphysaire inférieur externe du fémur.
AMDT	:	Angle métaphyso-diaphysaire externe supérieur du tibia.
ANAPATH	:	Anatomopathologie.
ARN	:	Acide ribonucléique.
DS	:	Déviation standard.
EXT	:	Exostosine.
HS	:	Heparane sulfate.
IHH	:	Indian hedgehog.
ILMI	:	Inégalité de longueur des membres inférieurs.
INF.	:	Inférieur.
MC	:	Métachondromatose.
MHE	:	Multiple Hereditary Exostoses foundation.
NBRE	:	Nombre.
OMS	:	Organisation mondiale de la santé.
PTH rp	:	Parathyroid hormone related peptide.
ROT	:	Réflexes ostéo-tendineux.
SPE	:	Nerf sciatique poplité externe.
SUP.	:	Supérieur.

PARTIE 1

INTRODUCTION

« *All you need is love.* »
The Beatles (Groupe musical anglais)

L es exostoses sont les tumeurs osseuses bénignes les plus fréquentes. Ces tumeurs peuvent être sous diagnostiquées de par leur taille qui peut être minuscule, ou du fait qu'elles soient asymptomatiques. La majorité des exostoses sont solitaires, mais parfois elles sont multiples. Dans ce dernier cas, elles définissent la maladie exostosante.

En 2002, l'OMS a attribué une nouvelle dénomination à la maladie exostosante : maladie des ostéochondromes multiples, et par la même occasion, elle l'a définie [1].

Selon l'OMS :

-[Il faut au moins deux ostéochondromes de la région juxta-épiphysaire des os longs, radiologiquement observés, pour faire le diagnostic de la maladie des ostéochondromes multiples].

-[Un ostéochondrome, ou exostose ostéo-cartilagineuse, est défini par une projection osseuse coiffée d'un cartilage saillant de la surface externe d'un os contenant une cavité médullaire qui est en continuité avec celle de l'os sous-jacent].

La maladie exostosante est une pathologie osseuse rare. Elle est caractérisée par le développement de nombreuses excroissances ostéo-cartilagineuses touchant essentiellement les métaphyses des os longs des régions fertiles : « près du genou, loin du coude ». Son diagnostic repose sur la clinique, l'imagerie médicale et l'anatomopathologie.

Il est communément admis que cette affection est d'origine génétique. Elle est transmise selon le mode autosomique dominant. Les mutations en question peuvent être héréditaires ou de novo, et touchent essentiellement trois gènes (EXT 1, EXT2 et EXT3). Cette maladie est découverte habituellement durant la première décennie de la vie. Les exostoses apparaissent, augmentent progressivement de taille et se stabilisent vers la maturité osseuse avec une évolution souvent favorable de la maladie. Cependant, les complications ne sont pas rares et sont en particulier les déformations osseuses, les troubles de la croissance, les anomalies staturales et les compressions vasculo-nerveuses, mais la dégénérescence maligne de la tumeur reste possible faisant assombrir le pronostic de la maladie.

L'histoire de cette maladie est très riche et on peut citer quelques dates importantes :

En **1786**, la première description de la maladie a été établie par l'anatomiste et chirurgien britannique Dr. John Hunter (1728 - 1793) dans son livre « *lectures on the principles of surgery* » **[2]** ;

En **1876**, un des fondateurs de l'anatomie pathologique, le médecin, politicien, ethnologue et archéologue allemand Dr. Rudolf Virchow (1821 - 1902) l'a nommée maladie des exostoses multiples ;

En **1943**, l'un des pionniers de l'anatomie pathologique osseuse, l'américain Dr. Henry L. Jaffe (1896 – 1979) l'a caractérisée histologiquement et l'a différenciée de l'enchondromatose multiple ;

En **1961**, le médecin britannique Dr. L. SOLOMON en a fixé définitivement les caractères cliniques et radiologiques ;

En **1993**, Dr. Cook A. de l'université de Houston Texas a identifié pour la première fois deux gènes responsables de la maladie exostosante : le gène de l'EXOSTOSINE 1 et de l'EXOSTOSINE 2 (EXT 1et 2) et leurs loci correspondants ;

En **1994**, une équipe française présidée par Dr. Le Merrer de l'hôpital des enfants de Paris a identifié un $3^{\text{ème}}$ gène responsable de la maladie exostosante « *EXOSTOSINE3 gene* » (EXT3) mais sans précision, ce qui demeure le cas jusqu'à nos jours ;

En **1998**, Dr. Mc Cormick C. et al de l'université de British Columbia du Canada ont précisé la fonction exacte des gènes EXT (synthèse d'enzymes qui allongent les chaînes de l'Heparane sulfate glycosaminoglycanes) ;

En **2002**, l'OMS a proposé une définition uniciste de la maladie exostosante et une autre nomenclature : la maladie des ostéochondromes multiples, qui reste toutefois peu utilisée dans la littérature;

En **2005**, Dr. Pacifici M. et al de l'université de Thomas Jefferson USA ont proposé d'inclure la maladie exostosante dans un syndrome plus large dû aux déficits des gènes EXT qui peut entraver d'autres fonctions (neurologiques, cicatrisation, psychologiques etc.) et qu'ils ont appelé syndrome de la maladie des ostéochondromes multiples ou syndrome de la maladie exostosante ;

En **2010**, Sarah Ziegler, mère d'un garçon autiste atteint de la maladie exostosante, et Dr. Yamaguchi, ont cofondé « *The Multiple Hereditary Exostoses Research Foundation »,* qui est une association regroupant tous les chercheurs et médecins qui focalisent leurs efforts sur la maladie exostosante ;

En **2010**, ce même docteur Yamaguchi et son associé Dr Matsumoto de l'université de Stanford USA, ont pu créer pour la première fois un modèle de la maladie en inactivant artificiellement les gènes EXT chez des souris, ce qui a permis de tester les modèles génétiques de la maladie ;

Historiquement, cette maladie avait plusieurs dénominations. Cela témoigne des nombreux travaux dont elle a fait l'objet. Mais, la majorité des dénominations ne sont plus utilisées : Exostoses cartilagineux multiples, exostoses ostéocartilagineuses, ostéochondromes multiples, maladie ostéogénique, ostéochondrodysplasie génotypique, chondrodysplasie déformante héréditaire, chondro-exostoso-hyperostose, dyschondroplasie, diaphysal aclasis, maladie de Bessel-Hagen, enchondrosis ossifoans, dysplasie exostosante, ostéomatose multiple, maladie de Ehrenfried et ostéochondromes multiples.

De nos jours, les termes les plus utilisés sont :

- « Maladie exostosante » ;
- « Maladie des exostoses multiples » ;
- « Maladie des ostéochondromes multiples » ;
- « *Diaphysal aclasis* » au Royaume Uni.

Les autres termes sont vagues sinon prêtent à confusion avec d'autres maladies.

En **2002**, l'OMS a résolu le problème de la terminologie variée, relative à cette maladie et a officialisé le terme : « Maladie des ostéochondromes multiples » qui n'est pas couramment utilisé.

Suite à des avancées scientifiques, une nouvelle tendance a émergé ces dernières années : il s'agit de celle de regrouper les manifestations osseuses de la maladie exostosante dans un syndrome plus large englobant d'autres manifestations et d'appeler cette entité « syndrome des exostoses multiples » ou « syndrome des ostéochondromes multiples ». Cette nouvelle terminologie pourrait être officialisée par l'OMS dans les prochaines années.

Nous nous contentons dans cette étude de l'appeler « maladie exostosante », car c'est la dénomination médicale la plus utilisée bien qu'elle soit inofficielle.

Pendant la dernière décennie, et grâce à plusieurs travaux de recherche, on est arrivé à une meilleure compréhension de cette maladie sur tous les plans. Cela nécessite donc une nouvelle mise au point.

A travers une étude rétrospective d'une série de 17 patients atteints de la maladie exostosante, colligés dans le service de chirurgie orthopédique de Sahloul de Sousse (TUNISIE) sur une période de 13 ans (2000-2013) et en s'appuyant sur une revue quasi-exhaustive de la littérature médicale, nous proposons notre contribution à l'étude des différents aspects épidémiologique, étiopathogénique, génétique, diagnostique, clinique, radiologique, thérapeutique et évolutif de cette maladie.

PARTIE 2

PATIENTS ET METHODES

"« *La sagesse commence dans l'émerveillement .* »"

Socrate (Philosophe grec Ve siècle avant. J.-C)

Chapitre 1 : **Présentation de l'étude**

I. TYPE DE L'ETUDE :

Il s'agit d'une étude rétrospective mono-centrique à propos de 17 patients opérés pour maladie exostosante au service d'orthopédie C.H.U Sahloul de Sousse (TUNISIE) entre Janvier 2000 et Juin 2013.

II. CRITERES D'INCLUSION :

A été inclus dans l'étude, tout patient opéré pour maladie exostosante au service d'orthopédie Sahloul de Sousse entre Janvier 2000 et Juin 2013 avec confirmation histologique et radiologique. Parmi un total de 23 patients initialement sélectionnés, 17 ont rempli ces conditions et ont été donc inclus dans l'étude.

Pour les mensurations radiométriques, nous avons inclus les clichés radiologiques réalisés chez des patients après l'âge de 10 ans, car les enfants de moins de 10 ans présentent, en effet, des axes différents de ceux des adultes. Cette différence fausserait les résultats des mesures radiométriques. On a donc pu inclure, 16 des 17 patients dans l'étude radiométrique.

III. CRITERES D'EXCLUSION :

L'absence de confirmation histologique et radiologique était le critère d'exclusion de cette étude. Parmi 23 dossiers initialement sélectionnés, 6 ont été exclus de l'étude. En effet, 3 n'ont pas pu être retrouvés et 3 manquaient de données cliniques et des clichés radiologiques.

Pour les mensurations radiométriques, on a exclu les clichés radiologiques réalisés avant l'âge de 10 ans. Un seul patient n'avait pas des clichés après cet âge, et il a été donc exclu de l'étude radiométrique.

Chapitre 2 : PATIENTS

Nous avons colligé 17 observations de maladie exostosante. Tous les patients sélectionnés ont été hospitalisés dans le service d'orthopédie C.H.U Sahloul de Sousse.

Chapitre 3 : METHODES

Les données ont été recueillies directement à partir des dossiers ou par téléphone. Les patients contactés téléphoniquement (au nombre de 6) ont répondu à un questionnaire préétabli **(ANNEXE F)**. Les résultats obtenus à travers l'analyse des dossiers et le questionnaire ont été notés sur des fiches qui comportent les éléments suivants :

I. EXAMEN CLINIQUE

A) Eléments anamnestiques :

- L'identification du patient (nom, prénom, genre, date de naissance, numéro de téléphone, ville d'origine, niveau scolaire etc.) ;
- Les antécédents : âge de la découverte de la maladie, circonstances de la découverte, antécédents familiaux de maladie exostosante, nombre d'interventions chirurgicales en question, antécédents médico-chirurgicaux etc.) ;
- Les signes fonctionnels et les signes d'accompagnement (la douleur, la localisation des douleurs, la gêne fonctionnelle, le retentissement quotidien au travail et au sport, la gêne esthétique etc.). Tous ces éléments ont été côtés à l'aide d'une échelle visuelle numérique notée de 0 à 10.

B) Données de l'examen physique :

- *Taille et poids du patient* transformés en déviation standard selon les valeurs de référence du livre « *Constantes biologiques et repères médicaux* » de Philippe Dorosz **[3]** ;
- *Exostoses :* nombre, localisation, taille, aspect de la peau en regard etc. ;
- *L'inégalité de la longueur des membres inférieurs ;*
- Les *Axes articulaires :* genou et cheville ;

- ***Les complications :*** vasculaires, nerveuses, conflits musculaires, déformations axiales, dégénérescence et esthétique etc.;

En ce qui concerne la ***mobilité articulaire,*** on s'est intéressé à 3 articulations : la hanche, le genou et la cheville.

➔ *AU NIVEAU DE LA HANCHE* : on a étudié cliniquement 6 angles:

- ***La flexion passive de la hanche :*** mesurée en décubitus dorsal, genou fléchi (valeurs normales aux alentours de 135° - 140°) ;
- ***L'extension passive de la hanche :*** mesurée en décubitus ventral (valeurs normales entre 5° et 20°);
- ***La rotation interne passive de la hanche :*** mesurée en décubitus dorsal, hanche fléchie à 90°, genou fléchi à 90°, en envoyant la pointe du pied en externe (valeurs normales entre 30° et 40°);
- ***La rotation externe passive de la hanche :*** mesurée en décubitus dorsal, hanche fléchie à 90°, genou fléchi à 90° et en envoyant la pointe du pied en interne (valeurs normales entre 30° et 45°);
- ***L'angle de l'abduction active :*** mesurée en décubitus dorsal, hanche tendue, (valeurs normales entre 45° et 50°);
- ***L'angle de l'adduction active de la hanche :*** mesurée comme l'angle précédent. (valeurs normales entre 30° et 40°).

➔ *AU NIVEAU DU GENOU :*

- ***La flexion :*** qui est normalement comprise entre 120° et 150° ;
- ***Le flessum :*** qui se définit par l'existence d'un blocage du genou en une position fléchie, autrement dit l'impossibilité de faire une extension complète du genou.

➔ *AU NIVEAU DE LA CHEVILLE :*

- ***La flexion plantaire :*** qui est normalement comprise entre 30° et 45°;
- ***La flexion dorsale :*** qui a une valeur normale de 20° en moyenne.

II. EXAMEN PARACLINIQUE :

A)   Données de l'imagerie :

Les clichés radiographiques, l'échographie, la tomodensitométrie, l'IRM et la scintigraphie ont été revus. On a étudié :

- ***Les exostoses :*** leurs formes, leurs nombres, leurs répartitions etc. ;

- *Les signes associés aux exostoses* : les déformations osseuses, le raccourcissement des os, l'épaississement métaphysaire etc. ;
- *Les paramètres radiométriques* : on a fait des mesures radiométriques à l'aide du logiciel SANTE DICOM qui permet un traçage d'axes sur des clichés préalablement photographiés.

L'étude radiométrique:

1) Hanche :

(a) Angle cervicodiaphysaire :

L'angle cervicodiaphysaire fémoral (ACD) [4] correspond à l'angle mesurant l'inclinaison du col du fémur par rapport à la diaphyse fémorale. Cet angle est à l'origine des définitions de coxa vara (diminution de cet angle) et de coxa valga (augmentation de cet angle) (**Figure 1**). L'ACD est défini par l'angle formé par l'axe de la diaphyse fémorale et par celui du col fémoral. Ses valeurs normales sont comprises entre 125° et 135°.

Il ne peut être mesuré avec précision sur une radiographie du bassin de face, que si l'axe du col est parallèle au plan frontal dans lequel est réalisé le cliché. En effet, avec cette condition, la composante d'antéversion fémorale et l'imprécision liée à la position de la hanche en rotation sont alors annulées. Il faut noter aussi que dans le cas où la hanche est en rotation externe, une fausse coxa valga serait observée avec un col apparent plus court et un ACD mesuré faussement augmenté.

Cette limite de réalisation des clichés rend les mesures parfois peu fiables et d'interprétation hasardeuse.

Physiologiquement, l'ACD varie dans les premières années de la vie:

- Une varisation progressive du col fémoral s'observe au cours de la croissance d'environ 10°, menant à un angle cervico-diaphysaire d'environ 130 à 135° [1] ;
- Après l'âge de 4 ans, l'angle cervico-diaphysaire subit peu de modifications et sa valeur se stabilise autour de 137° en moyenne.

---

[1] Ce phénomène, qui a lieu dans les 3 premières années de la vie de l'enfant, est attribué en grande partie à l'acquisition de la station debout et à la marche.

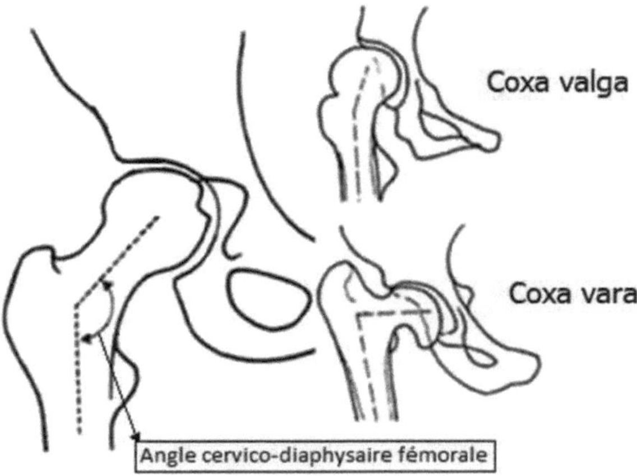

Figure 1 : *Schéma montrant l'angle cervico-diaphysaire fémorale.*

(b) **Angle de couverture externe de la tête fémorale (ACET) :**

L'ACET ou encore l'angle de Wiberg évalue la couverture supéro-externe de la tête fémorale par le toit de l'acétabulum. Il correspond à l'angle entre une ligne verticale virtuelle passant par le centre de la tête fémorale et une ligne unissant ce centre au bord externe de l'acétabulum. Plus cet angle est faible, plus la tête fémorale est découverte et la hanche subluxée. Cet angle est aussi un indicateur de la dysplasie acétabulaire. **(Figure 2) [5, 6]**

Cette dysplasie acétabulaire est une anomalie de l'acétabulum concernant sa forme, sa taille ou sa proportion comparée à la tête fémorale ou de son alignement par rapport à la tête fémorale entravant son emboitement parfait dans l'acétabulum. **[7]**

Des valeurs de référence sont admises et sont considérées comme pathologiques celles qui sont **[8, 9]** :

- Inférieures à 10° à 3 ans ;
- Inférieures à 20° entre 5 et 8 ans ;
- Inférieures à 25° à partir de 9 ans et jusqu'à l'âge adulte.

(c) **Angle acétabulaire de Sharp :**

Décrit par Sharp en 1961, cet angle se mesure l'aide d'une radiographie du bassin de face. L'angle de Sharp reflète l'orientation de l'acétabulum dans le plan frontal avec une précision de 3 à 4° quelle que soit la position du bassin au moment de la réalisation du cliché. Sa valeur normale est inférieure à 45°.

Cet angle est formé par l'intersection de la ligne qui joint les rebords inférieurs des deux acétabulums d'une part, et la ligne unissant le rebord inféro-interne et le rebord supéro-externe de l'acétabulum de l'autre. Cet angle permet d'apprécier le degré de dysplasie du cotyle sans que l'inégalité de longueur et l'obliquité du bassin qui en résulte n'interfèrent avec la mesure. Plus cet angle est grand, plus le cotyle est dysplasique. **(Figure 2)**

Certaines études ont démontré que cet angle est aussi un indice sensible et spécifique de dysplasie acétabulaire comparable à l'angle de Wiberg. **[6, 8, 9, 10]**

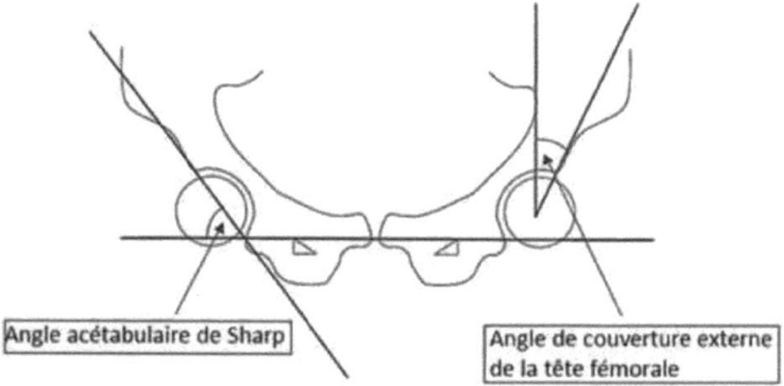

Figure 2 : *un schéma montrant la construction de l'angle acétabulaire de Sharp et l'ACET.*

2) **Genou :**

(a) **Angle fémoro-tibial (AFT) :**

L'AFT est l'angle entre l'axe de la diaphyse fémorale et l'axe de la diaphyse tibiale. La valeur normale de cet angle à la maturité osseuse est de l'ordre de 5°. Un angle supérieur à 5° correspond à un genu-valgum, un angle négatif à un genu-varum. **(Figure 4)**

Les valeurs normales de cet angle varient selon l'âge :

- Avant l'âge de 2 ans, il existe de façon constante un genu-varum parfois très marqué à la naissance (10 à 15°), plus discret vers 18 mois (7 à 9°) ;
- Vers l'âge de 2 ans, le membre inférieur est en rectitude ;
- Au-delà de 2 ans, on constate un Genu-valgum physiologique maximal vers l'âge de 3 ans (7 à 10°), moins marqué par la suite (3 à 4°) **(Figure 3)** ;
- Chez le grand enfant ce valgus physiologique se stabilise à 2 - 3 ° ;
- Vers l'âge adulte, cet angle se fixe autour de 5°.

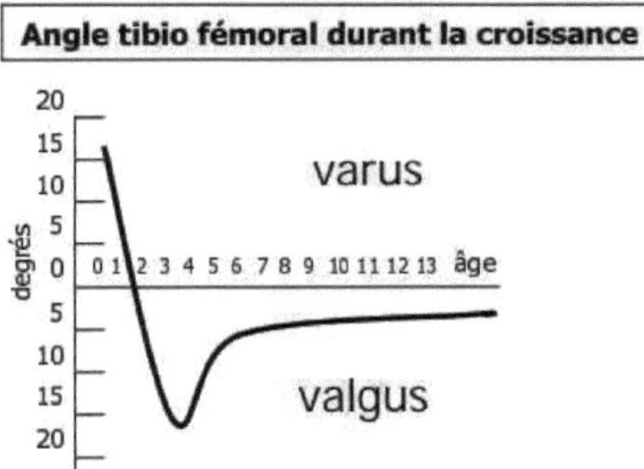

Figure 3 : Variations de l'angle tibio-fémoral durant la croissance.

(b) Angle métaphyso-diaphysaire inférieur externe du fémur (AMDF) :

L'AMDF est l'angle externe entre l'axe de la ligne bicondylienne et l'axe de la diaphyse fémorale. Un angle supérieur à 90° signe un varus métaphysaire fémoral et un angle inférieur à 90°, un valgus métaphysaire fémoral. **(Figure 4)**

L'AMDT est l'angle entre l'axe de la ligne bicondylienne et l'axe de la diaphyse tibiale. Un angle supérieur à 90° signe un varus métaphysaire tibial et un angle inférieur à 90° un valgus métaphysaire tibia.   **(Figure 4)**

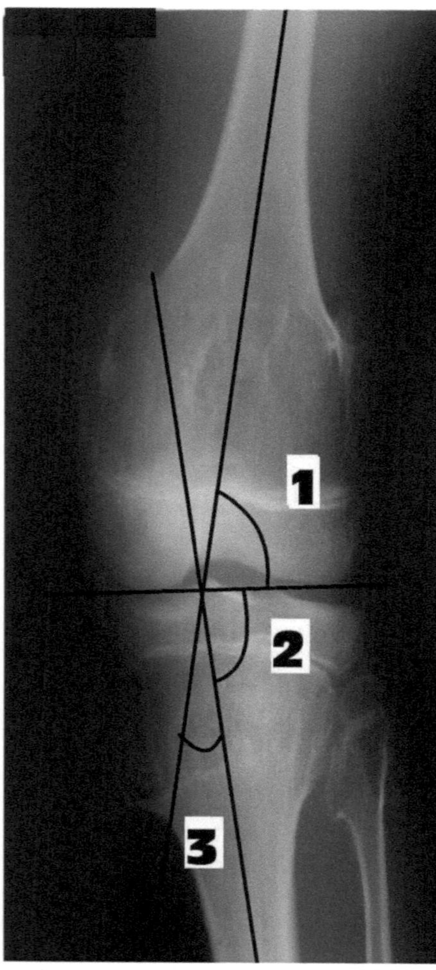

Figure 4 : Mesures radiométriques au niveau du genou. (Patient N°5)

1 : Angle métaphyso-diaphysaire inférieur externe du fémur (AMDF)

2 : Angle métaphyso-diaphysaire externe supérieur du Tibia (AMDT)

3 : Angle fémoro-tibial (AFT)

3) Cheville :

L'angle du talus correspond à l'angle externe entre l'axe du dôme du talus et l'axe de la diaphyse tibiale. La cheville est considérée en valgus lorsque l'angle du talus est inférieur à sa limite normale de 82°. **(Figure 5)**

B) Histopathologie

Pour les pièces d'exérèse nous avons précisé le résultat histologique.

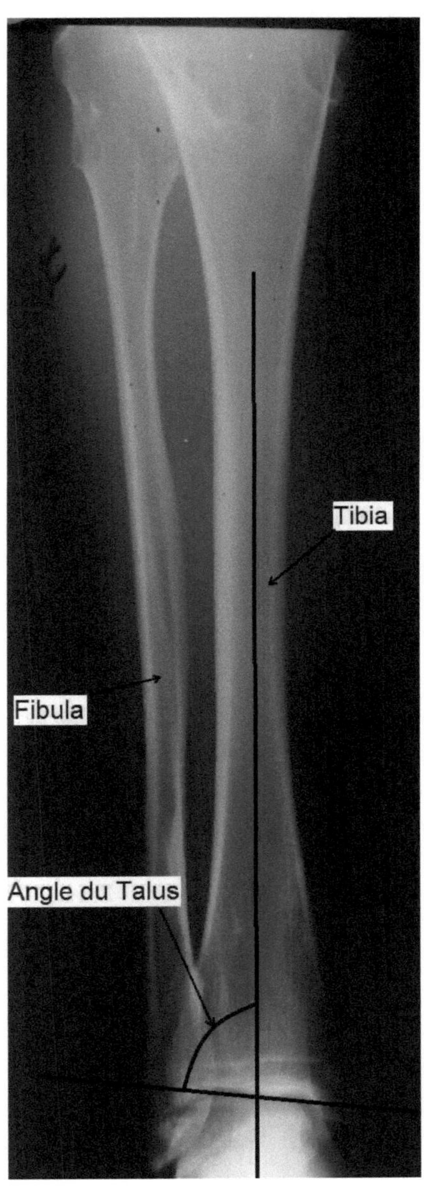

Figure 5 : Mesure de l'angle du Talus. (Cliché radiologique du patient numéro 16)

III. COMPLICATIONS, TRAITEMENT ET EVOLUTION

Nous avons précisé l'indication opératoire, le résultat des opérations, les complications à court et à long termes ainsi que la régularité du suivi postopératoire.

Chapitre 4 : ETUDE STATISTIQUE

Pour faire l'étude statistique, nous avons considéré chacun de deux exemplaires d'un os indépendamment de l'autre. Ainsi, et pour chaque os pair, on a fait l'étude sur 34 exemplaires (concernant les 17 patients), ce qui nous a permis de faire des comparaisons statistiques qui dépendent de n=34.

L'étude radiométrique des clichés radiologiques a été faite avec le logiciel « Sante DICOM Editor » version 3.2.0 de l'année 2013. Ce logiciel permet une mesure rigoureuse des angles radiologiques et des distances sur les images des clichés radiologiques préalablement photographiées par un appareil photographique numérique.

L'étude statistique a été réalisée moyennant le logiciel « IBM SPSS Statistics » version 20.0.0 de l'année 2011 : Nous avons calculé : moyenne, médiane, variance, mode, fréquence simple et relative pour des variables qualitatives (Ex : genre) et quantitatives (Ex : nombre des exostoses), ainsi que l'étendu (valeurs extrêmes) pour les variables quantitatives.

On a effectué des tests de normalité sur toutes les variables pour conclure que notre échantillon n'a pas une distribution symétrique de Gauss. Ce qui nous a obligés à utiliser un test non paramétrique (test Rho de Spearman) pour rechercher des corrélations entre les variables quantitatives. Ce test non paramétrique, qui s'applique aux échantillons de faible effectif et de distribution non gaussienne, est interprété de la même façon que le test de Pearson (Qui s'applique à des distributions gaussiennes).

Pour l'ensemble des analyses réalisées, le seuil de signification alpha retenu est celui communément admis de 5%.

Chapitre 5: **REFERENCES BIBLIOGRAPHIQUES**

La recherche bibliographique a été réalisée avec les moteurs de recherche suivants :

- Site Google: www.google.com ;
- Base de données de « *National Library of Medicine* » *avec le site PubMed :* www.pubmed.com ;
- Site de science direct : www.sciencedirect.com ;
- Site de Cochrane: www.cochrane.org ;
- Site de la MHE: www. mheresearchfoundation.org » ;
- Site de l'OMS : www.who.int.

Seuls les articles en français et en anglais ont été lus au cours de la recherche bibliographique.

Les mots clés utilisés étaient :

- « Multiple exostoses » ;
- « Multiple osteochondromas » ;
- « Maladie exostosante » ;
- « Ostéochondromes multiples » ;
- « Diaphyseal aclasis » ;
- « Maladie des exostoses multiples ».

PARTIE 3

RESULTATS

« *Soit A un succès dans la vie. Alors A = x + y + z, où x = travailler, y = s'amuser, z = se taire.* »

Albert Einstein (Physicien théoricien allemand [1879-1955])

Chapitre 1 : **EPIDEMIOLOGIE**

I. FREQUENCE :

On avait au total 23 patients atteints de la maladie exostosante hospitalisés entre Janvier 2000 et Juin 2013, mais uniquement 17 dossiers étaient exploitables, car 3 étaient introuvables et 3 avaient des données insuffisantes (pas de clichés radiologiques, données cliniques insuffisantes etc.).

II. GENRE :

La population de cette étude se compose de 12 hommes (70,6%) et 5 femmes (29,4%), soit un sex-ratio de 2,4. **(Figure 6)** Nous avons noté également que la moyenne du nombre d'exostoses par patient chez les mâles était supérieure à celle des femelles (22>19).

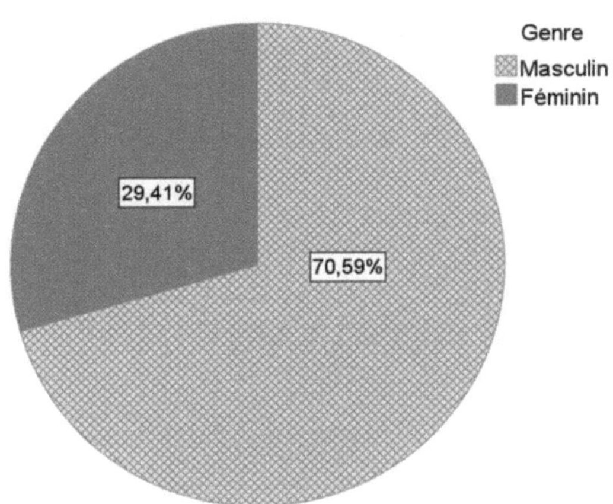

Figure 6 : Répartition des patients selon leur sexe.

III. HEREDITE :

On a retrouvé que 12 patients (70,59%) avaient des antécédents familiaux de la maladie exostosante, tandis que 5 (29,4%) n'avaient aucun antécédent familial de cette maladie **(Figure 7)**. La pénétrance de la maladie dans les cas héréditaires était de 100%, autrement dit, il n'y avait pas un saut de génération de la maladie.

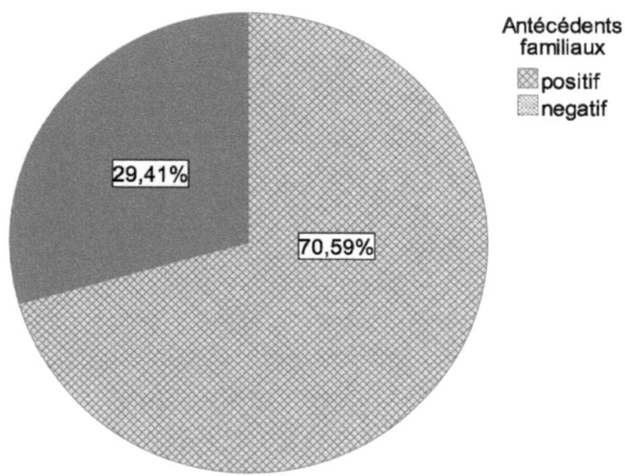

Figure 7 : *Répartition des patients en fonction des antécédents familiaux de la maladie exostosante.*

IV. ORIGINE GEOGRAPHIQUE :

Les patients analysés viennent des quatre coins du pays, mais on note, dans certaines régions, qu'il existe une fréquence élevée de la maladie. Cela est expliqué par l'existence de foyers de maladie. **(Tableau I)**

Tableau I : *Répartition des patients en fonction de l'origine géographique.*			
Origine	**Fréquence**	**Pourcentage**	**Cumul de %**
El Jem	3	17,60%	17,60%
Bembla	2	11,80%	29,40%
Sidi Bouzid	2	11,80%	41,20%
Gafsa	2	11,80%	53%
Bouficha	1	5,90%	58,90%
Messadine	1	5,90%	64,80%
Kalaa kébira	1	5,90%	70,70%
Kasserine	1	5,90%	76,60%
Moknine	1	5,90%	82,50%
Kairouan	1	5,90%	88,40%
Sousse	1	5,90%	94,30%
Kalaa Sghira	1	5,90%	100%
Total	17	100%	100%

V. NIVEAU ET CAPACITES SCOLAIRES :

On a interrogé 6 patients (les parents pour les enfants) concernant leurs performances scolaires :

- Deux patients (33,33%) avaient des notes excellentes [1] ;
- Deux patients (33,33%) ont abandonné l'école [2] à un bas âge ;
- Une patiente (16 ,66%) a abandonné le lycée au bac pour redoublement, elle est actuellement chômeuse ;
- La dernière (16,66%) n'a eu aucune éducation pour des raisons culturelles.

Par ailleurs, il faut noter que l'un des 17 patients étudiés présentait un retard mental jugé léger avec une légère dysmorphie faciale (Des cheveux bas-implantés).

---

[1] Un élève, 7ème année de base, avait 16,5 de moyenne et un autre élève, 9ème année de base, avait 15 de moyenne.

[2] Les deux patients ont abandonné l'école dès la 7ème année de base pour redoublement et travaillaient respectivement comme mécanicien et chauffeur.

Chapitre 2 : DIAGNOSTIC POSITIF

I. CLINIQUE :

A)   Circonstances de la découverte :

On a enregistré que la circonstance de découverte de la maladie la plus fréquente était la constatation par les parents d'une tuméfaction dure en regard des os superficiels. Ce qui correspond à 94,11% des cas. Un seul cas (5,88%) a été découvert par ses parents en constatant une complication de la maladie, celle de la déformation en varus des 2 os de la jambe.

Revenant à la circonstance de découverte classique, les sites de la découverte étaient :

- L'extrémité inférieure du fémur chez 8 patients de 16 (50%);
- L'extrémité supérieure du tibia chez 4 patients (25%);
- Pour les 4 restants (25%), les sites de la découverte étaient respectivement : le rachis dorsolombaire, l'extrémité supérieure de l'humérus, l'extrémité supérieure du fémur et l'omoplate.

B)   Age de la découverte :

L'âge moyen de la découverte de la maladie était de 5,2 ans (n=15), avec des extrêmes allant de 1 à 10 ans. Alors, pour tous les cas, la maladie a été découverte avant l'âge de 10 ans et dans deux-tiers des cas, avant l'âge de 5 ans. **(Figure 8)**

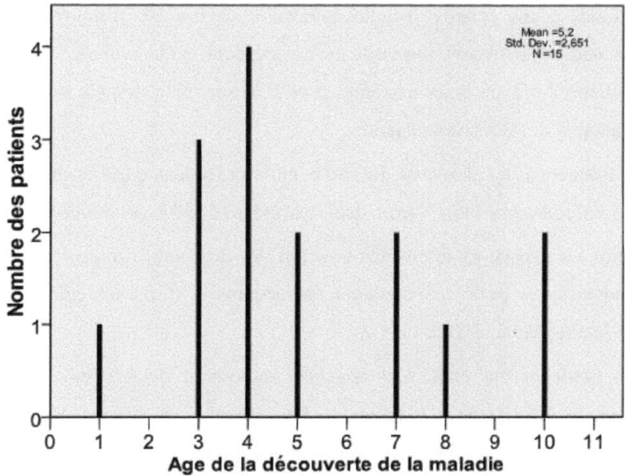

Figure 8 : *La répartition en fonction de l'âge de la découverte de la maladie.*

C)   Signes fonctionnels :

1)   Gêne fonctionnelle globale :

La gêne fonctionnelle a été évaluée chez 6 patients qu'on a pu contacter par téléphone. Tous les patients interrogés ont présenté un certain degré de gêne fonctionnelle aux activités quotidiennes (station debout prolongée, se baisser, s'accroupir, faire ses courses etc.), aux activités professionnelles et aux activités sportives (marche longue, gymnastique, football etc.). Il faut noter qu'aucun des 6 patients interrogés n'a pratiqué un sport.

On a trouvé aussi que les douleurs causées par la maladie exostosante interféraient avec l'activité générale des patients interrogés à 2,5/10 en moyenne avec deux extrêmes (1/10 et 5/10).

2)   Douleurs :

A l'aide d'une échelle visuelle numérique de 0 à 10, l'intensité des douleurs liées à la maladie exostosante durant le mois précédent a été évaluée. La moyenne était 3 et la médiane 2,5 avec deux extrêmes 0 et 7. Donc, cinq des six patients interrogés (83,33%) avaient des douleurs gênantes.

La fréquence des douleurs durant le mois précédent a été évaluée. La médiane était de « *5 à 9 jours par mois* » avec deux extrêmes (*0 /30 et 30/30 jours*).

Parmi les 5 patients interrogés et ayant des douleurs, un seul patient (20%) a pris des antalgiques pour ces douleurs (paracétamol) et c'était celui avec le score d'intensité le plus élevé (7/10).

Ces douleurs ont causé des absences au travail ou à l'école durant le mois précédent chez 20% (1/5) des patients. On a trouvé par ailleurs que deux-tiers des interrogés ont dû modifier leur activité professionnelle à cause des symptômes et des conséquences de la maladie exostosante[1].

On a trouvé que les douleurs étaient soit locales (touchant les localisations des exostoses seulement), soit généralisées (touchant des localisations exemptes d'exostoses) :

- 40% des patients (2/5) avaient des douleurs généralisées ;
- 60% des patients (3/5) avaient des douleurs strictement locales.

Par ailleurs, on a trouvé que parfois, l'exostosectomie ne fait pas disparaître les douleurs préexistantes :

- Un seul patient (20%) se plaignait de douleurs dans la localisation de l'exostosectomie ;
- Le reste (80%) ont déclaré que l'exostosectomie a fait disparaître à jamais les douleurs préexistantes à ce niveau.

L'effet de la maladie exostosante sur l'humeur a été évalué à l'aide d'une échelle visuelle numérique de 0 à 10. On a trouvé deux extrêmes de 1 et 6, avec une moyenne de 3 et une médiane de 2.

---

[1] Une patiente a perdu son travail dans l'usine des câbles, car elle ne pouvait pas se tenir debout pour des longues périodes, et un autre patient a changé de carrière de maçon pour une autre de transporteur à cause des douleurs à l'effort.

Les conséquences sur le sommeil ont été évaluées à l'aide d'une échelle visuelle numérique de 0 à 10. La moyenne de la gêne était de 0,83 avec une médiane de 0 et deux extrêmes de 0 à 4.

3)   Marche :

La boiterie a été retrouvée chez 29,4% des patients (5/17). Cette boiterie pouvait être causée soit par des exostoses de la hanche, des exostoses des genoux, des déformations du rachis ou par une inégalité de longueur des membres portants. **(ANNEXE B)**

Pour mieux caractériser cette boiterie, on a étudié le coefficient de corrélation entre cette boiterie et plusieurs autres variables :

- Sa corrélation avec « L'existence d'exostose au niveau de la hanche » ;
- Sa corrélation avec « Le nombre d'exostoses au niveau de la hanche » ;
- Sa corrélation avec « L'inégalité de longueur des deux membres inférieurs » ;
- Sa corrélation avec « Le nombre d'exostoses au niveau du genou ».

On a retrouvé que la boiterie n'était corrélée ni à l'existence d'exostoses de la hanche (coefficient de corrélation à 0,35<0,48), ni au nombre d'exostoses de la hanche (coefficient de corrélation à 0,37<0,48).

Néanmoins, elle est corrélée significativement au nombre d'exostoses touchant les genoux (coefficient de corrélation à 0,57>0,48) et corrélée de manière plus significative à l'inégalité de longueur des deux membres inférieurs (coefficient de corrélation à 0,73>0,48).

Ces résultats suggèrent à un risque alpha à 5% que pour les patients étudiés, la boiterie causée par la maladie exostosante n'était pas due principalement aux exostoses de la hanche, mais plutôt à l'inégalité de longueur des membres inférieurs et aux exostoses des genoux.

D)   Examen clinique :

1)   Exostoses :

La présentation clinique des exostoses était identique pour tous nos patients. Au début, il s'agissait d'une masse palpable de petite taille souvent négligée et qui augmentait progressivement de taille pour se stabiliser vers l'âge adulte.

L'aspect clinique des exostoses était une masse palpée de consistance dure avec des limites nettes. Cette masse était fixe par rapport au plan profond, mobile par rapport au plan superficiel. Habituellement, Il n'y avait pas des signes inflammatoires en regard. Cette masse était indolore sauf complications, avec une peau en regard qui était d'aspect normal à l'exception de deux cas :

- Pour le premier (Patient N°14), il y avait une circulation veineuse collatérale superficielle en regard d'une exostose de la 2ème côte gauche causée par une compression par l'exostose des vaisseaux subclaviers ;
- Pour le deuxième, (Patient N°3), il y avait une périostite réactionnelle en regard d'une exostose du tibia droit avec des signes cutanés inflammatoires (œdème + rougeur + douleurs) et une réaction périostée minime, cette périostite a évolué favorablement après repos.

## 2)	Troubles de la croissance :

On a étudié la taille et le poids chez 7 patients (2 femmes et 5 hommes).

### (a)	Taille :

La taille moyenne des femmes était de -2,15 DS.

(min : -2,2 DS→max : -2,1 DS).

Concernant les hommes, la taille moyenne était -1,04 DS.

(min : -5 DS→max : +1,2 DS).

La moyenne générale (hommes et femmes) était de -1,35DS.

(min : -5 DS→max : +1,2 DS).

Parmi ces 7 personnes:

- 4 (57,14 %) avaient une taille comprise entre -2DS et +2DS ;
- 3 (42,85%) avaient une taille inférieure à -2DS ;
- Aucun patient n'était supérieur à +2DS.

En conclusion, on avait une nette tendance vers la petitesse de la taille des patients atteints de la maladie exostosante. **(Figure 9)**

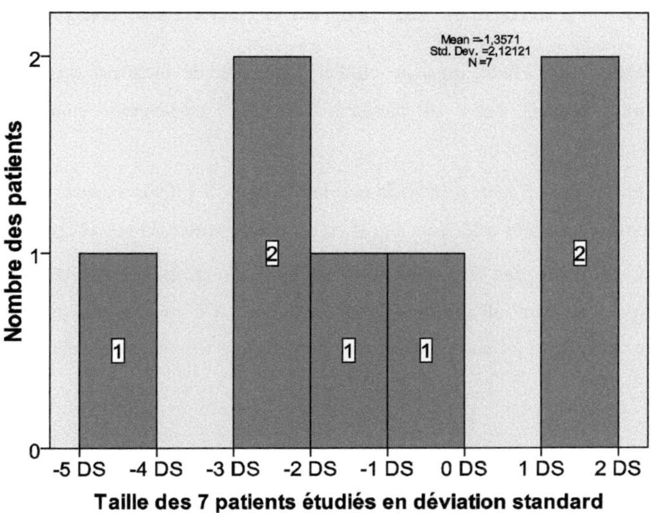

Figure 9 : Histogramme représentant la distribution de la taille des 7 patients étudiés par intervalle de 1DS.

(b)   Poids :

Chez les hommes étudiés (n=5), le poids moyen était de +1,12 DS.

(min :-0,4DS→max : +2DS).

Chez les femmes étudiées (n=2), le poids moyen était de -1,3 DS.

(min :-2DS→ max :+1,4DS).

Pour l'ensemble des patients étudiés (hommes et femmes), la moyenne des poids était de +0,42 DS avec une médiane de 0 DS

(min : -2DS et max +2DS).

Donc, le poids était non affecté au cours de la maladie exostosante.

3)   Trouble de la croissance segmentaire

Dans notre étude, on a pu étudier l'inégalité de longueur des deux membres inférieurs (ILMI) chez 10 patients. L'ILMI moyenne était de 1,3 cm (min :0 cm➔6 cm).

Parmi eux, 5 (50%) avaient une ILMI, dont 3 (30%) avaient une inégalité de longueur des membres inférieurs significative (supérieure à 2 cm). **(Figure 10)**

Cette ILMI était le résultat d'un trouble de la croissance osseuse des membres inférieurs touchant électivement un seul côté. Ce raccourcissement relatif d'un membre par rapport à l'autre a concerné aussi bien le fémur que le tibia.

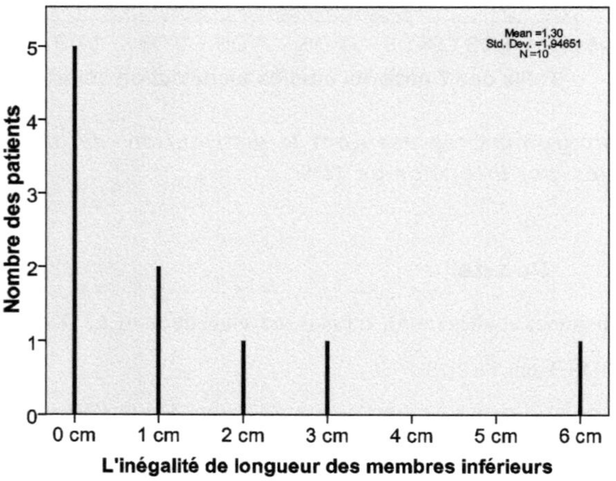

Figure 10 : *L'inégalité de longueur entre les deux membres inférieurs.*

4)   Déformations ostéoarticulaires

➔**Au niveau des membres** : En ce qui concerne les déformations osseuses, on avait plusieurs cas d'incurvation du radius associée à un raccourcissement de l'ulna, d'autres présentaient une incurvation de l'humérus, une incurvation de la jambe avec un raccourcissement de la fibula. Les déformations articulaires seront étudiées plus en détails ultérieurement.

→**<u>Au niveau du rachis</u>** : on n'a pas noté de cas de déviation du rachis dans n'importe quel plan.

5)   Mobilité articulaire :

(a)   Mobilité de la Hanche :

Sur les 34 membres (17 patients), on a pu étudier les angles de l'articulation de la hanche dans 22 cas (11 patients). **(ANNEXE D)**

Il semble que la mobilité de la hanche n'était limitée qu'en **flexion** avec une valeur moyenne à 128,18° et une médiane à 135° (min :70°→max :140°) pour une valeur normale aux alentours de 135° à 140°. Ce qui revient à dire que 2 des 11 patients étudiés (18,18%), avaient une limitation uni- ou bilatérale de la flexion de la hanche.

Les autres amplitudes articulaires étaient normales avec :

- **Une extension passive** à 9,09° en moyenne et une médiane à 10°. (min :0°→max20°) pour une valeur normale entre 5° et 20° ;
- **Une rotation externe** passive à 39,77° en moyenne et une médiane à 40°. (min :25°→max :60) pour une valeur normale aux alentours de 30° à 45° ;
- **Une rotation interne** passive à 31,14° en moyenne et une médiane à 30°. (min :10°→max :60°) pour une valeur normale aux alentours de 30° à 40° ;
- **Une abduction** passive à 48,18° en moyenne et une médiane à 50°. (min :30°→max :60°) pour une valeur normale aux alentours de 45° à 50° ;
- **Une adduction** passive à 33,18° en moyenne et une médiane à 30°. (min :20°→max :60°) pour une valeur normale aux alentours de 30° à 40°.

(b)   Mobilité du genou :

Sur un total de 34 genoux, on a pu étudier la mobilité des genoux que dans 28 cas (82,35%). Ce qui correspond à 15 patients **(ANNEXE D)**.

La flexion passive des genoux était légèrement limitée avec une moyenne de 127,68° et une médiane de 135° (min :90°→max :150°) pour une valeur normale entre 120° et 150°. Ce qui correspond à 6 des 15 patients étudiés (40%) ayant eu une limitation uni- ou bilatérale de la flexion du genou.

En ce qui concerne l'extension, un flessum des genoux a été retrouvé dans 3 cas soit 10% des genoux étudiés (n=30), ce qui correspond à 2 patients sur 17 (11,76%). Aucun patient n'a présenté une instabilité du genou.

(c)   Mobilité de la cheville :

L'étude clinique de la mobilité de la cheville était possible dans 22 cas sur 34 (64,7%) (11 patients) **(ANNEXE D)**

La flexion plantaire était généralement peu affectée, avec une moyenne de 35°. (valeurs normales entre 30° et 45°) et une médiane de 40° (min :5→max :40°).

La flexion dorsale avait tendance à être limitée avec une moyenne de 17,5°. (valeurs normales à 20° en moyenne) et une médiane de 20° (min :0°→max :25°). Toutes les chevilles étaient stables et aucun des patients n'avait des entorses à répétition.

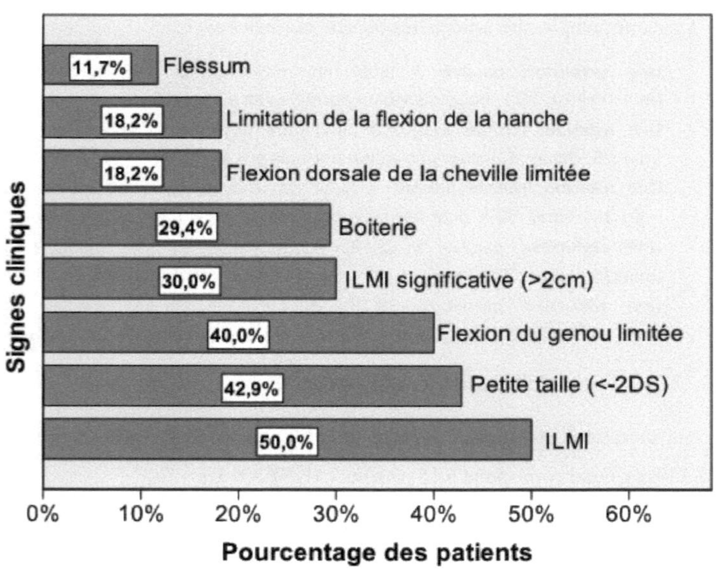

Figure 11 : *Analyse du niveau d'atteinte clinique des patients de notre étude.*

II. EXAMENS D'IMAGERIE :

A)   Etude radiographique :

1)   Exostoses :

(a)   *Aspect radiologique :*

L'aspect typique retrouvé chez nos patients était une image d'addition en continuité avec l'os normal. Cette image siégeait dans la zone métaphysaire des os longs en particulier. Cette image d'addition apparaissait dès le jeune âge puis augmentait progressivement de taille jusqu'à se stabiliser vers l'âge adulte.

Les rapports entre longueur et largeur de l'exostose étaient variables, mais on a distingué deux formes :

- La forme pédiculée (plus haute que large) ayant une zone de jonction (col) avec l'os qui est étroite ;
- La forme sessile (plus large que haute) ayant un col qui est large.

Les exostoses pédiculées étaient toujours inclinées vers la diaphyse fuyant l'articulation. On a pu, chez la même personne, vérifier que les deux types pouvaient coexister. **(Figure 12)**

La périphérie de l'exostose était souvent sphérique, parfois polylobée en chou-fleur. Ses limites étaient nettes. Parfois, on trouvait des calcifications dans la tumeur.

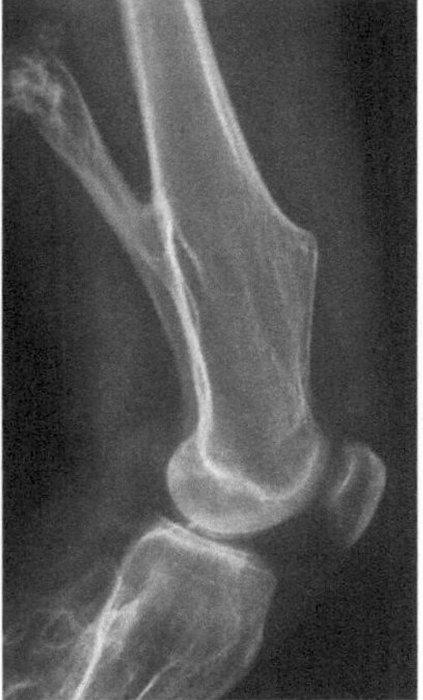

Figure 12 : Radiographie du genou du patient 8 présentant une exostose pédiculée au niveau de l'extrémité inf. du fémur.

Le nombre total des exostoses chez les 17 patients était 355. La moyenne des nombres d'exostoses par personne était 21 (min :11→max :42). La moyenne des nombres d'exostoses était **(Figure 13)**:

- Chez les femelles à 19 (n=5) ;
- Chez les mâles à 22 (n=12).

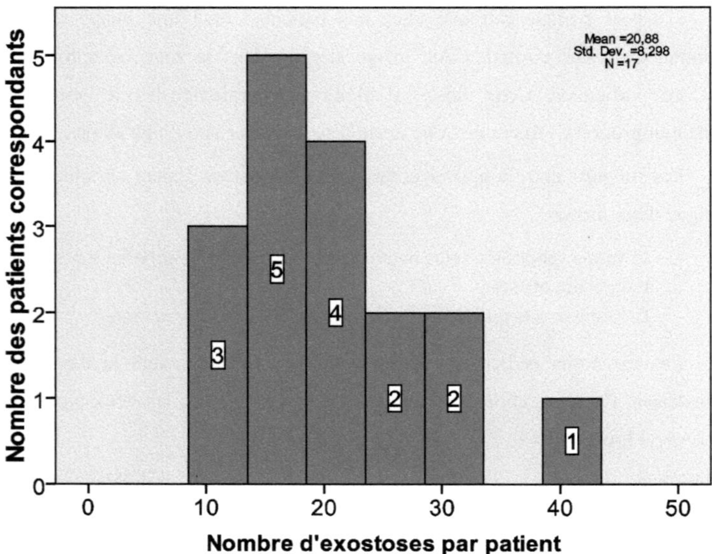

Figure 13 : *Répartition du nombre d'exostoses.*

III. Répartition des exostoses :

En considérant la localisation de toutes les exostoses notées chez nos 17 patients (n=34 pour les os pairs), on a trouvé:

(i) <u>*Membre supérieur :*</u>

♦ *Extrémité supérieure de l'humérus : (n=33)*

Parmi les 34 extrémités supérieures de l'humérus incluses dans l'étude,   33 ont été étudiées (n=33). On a trouvé que :

- Uniquement 2 extrémités supérieures de l'humérus (6,06%) étaient indemnes ;
- 18 extrémités (54,54%) avaient seulement une exostose à ce niveau;
- 10 extrémités (30,30%) présentaient 2 exostoses;
- 3 extrémités (9,09%) contenaient 3 exostoses.

 Ce qui revient à dire que 93,93% des extrémités supérieures de l'humérus étaient atteintes par une exostose au minimum.

En termes de patients étudiés, tous avaient au moins une exostose uni- ou bilatéralement à ce niveau.

♦ *Extrémité inférieure des deux os de l'avant-bras :*

Dans ce cas, l'atteinte touchait l'extrémité inférieure du radius, de l'ulna ou les deux à la fois.

➔<u>Au niveau du radius</u> : 16 radius ont été étudiés (10 patients) :

- 11 extrémités inférieures du radius (68,75%) étaient affectées.

Ce qui revient à dire que 8 patients (80%) avaient une exostose au minimum à ce niveau.

➔<u>Au niveau de l'ulna</u> : 16 ulnas ont été étudiés (10 patients) :

- 7 extrémités inférieures de l'ulna (43,75%) étaient affectées.

Ce qui correspond à 7 patients (70%) qui avaient une exostose au minimum à ce niveau.

L'atteinte du radius est presque deux fois plus fréquente que celle de l'ulna.

(ii) <u>*Membre inférieur :*</u>

♦ *Extrémité supérieure du fémur :*

Parmi 34 hanches, on avait des clichés radiologiques pour 28 hanches (16 patients) permettant d'étudier les exostoses :

- 10 extrémités supérieures du fémur (35%) étaient indemnes ;
- 14 extrémités supérieures du fémur (50%) avaient une exostose ;

- 3 (10%) avaient deux exostoses ;
- Une seule extrémité avait quatre exostoses.

Ce qui revient à dire que 64% des extrémités supérieures du fémur étudiées avaient une exostose au minimum. Ce qui correspond à 13 patients atteints uni- ou bilatéralement (81,25%).

♦ *Extrémité inférieure du fémur :*

On a pu étudier 29 extrémités inférieures du fémur :

- 28 (96,55%) avaient au moins une exostose au niveau de l'extrémité inférieure du fémur ;
- Une seule extrémité était indemne.

Donc, tous les patients étudiés avaient au moins une exostose de l'extrémité inférieure du fémur uni- ou bilatéralement. La moyenne du nombre d'exostoses à ce niveau était de 3 par fémur. (min :0→max :6)

♦ *Extrémité supérieure du Tibia :*

L'extrémité proximale du tibia était étudiée pour 33 genoux (17 patients). Toutes les extrémités proximales étaient touchées. Donc, tous les patients avaient au moins une exostose à ce niveau uni- ou bilatéralement.

La moyenne des exostoses à ce niveau était de 1,85 (min : 1→max : 5).

♦ *Extrémité supérieure de la Fibula :*

Parmi les 33 extrémités supérieures de la fibula étudiées :

- 31 (93,93%) présentaient au moins une exostose ;
- 2 (6,45%) n'avaient aucune exostose.

Autrement dit, tous les patients analysés étaient affectés à ce niveau par une ou plusieurs exostoses.

La moyenne du nombre des exostoses dans cette localisation était 1,2. (min : 0→max: 4).

♦ *Cheville :*

→Au niveau de l'extrémité inférieure de la fibula : 28 extrémités (15 patients) ont été étudiées :

- 4 extrémités étudiées (14%) avaient une exostose à ce niveau ;
- 24 étaient indemnes (85,7%).

Ce qui revient à dire que 3 patients (20%) étaient atteints dans cette localisation.

➔<u>Au niveau de l'extrémité inférieure du tibia</u> : 28 extrémités (15 patients) ont été étudiées :

- 20 extrémités étudiées (71,4%) avaient une exostose à ce niveau ;
- 8 étaient indemnes (28,5%).

Ce qui revient à dire que 12 patients (80%) étaient atteints dans cette localisation.

(iii) *Autres :*

◆ *Rachis :*

On a pu étudier   rachis. Mais il faut insister qu'uniquement 3 rachis ont été explorés scanographiquement. Parmi ces 8 rachis : **(Figure 14)**

- 4 (50%) étaient indemnes de toute atteinte ;
- 2 (25%) étaient atteints dans une localisation ;
- 2 (25%) étaient atteints dans deux localisations distinctes ;

◆ *Bassin :*

Parmi les 11 bassins étudiés :

- 4 étaient indemnes (36,36%) ;
- 4 bassins (36,36%) avaient une seule exostose dans deux localisations différentes ;
- 2 bassins (18,18%) avaient 4 exostoses ;
- Un bassin (9%) avait 5 exostoses.

On a, par ailleurs, étudié les corrélations entre « le nombre d'exostoses au niveau du bassin » et les variables reflétant la dysplasie du cotyle (ACET et Sharp), et on n'a pas trouvé de corrélations entre ces variables.

◆ *Côtes : (n=17)*

- 3 patients (17,6%) étaient atteints d'une exostose au niveau des côtes ;
- 2 patients (11%) avaient deux exostoses à ce niveau.

◆ *Scapula : (n=21)*

- 7 (33,33%) étaient atteintes d'une exostose ;
- 14 (66,66%) étaient indemnes.

Ce qui revient à dire que 30% des patients étaient atteints à ce niveau-là.

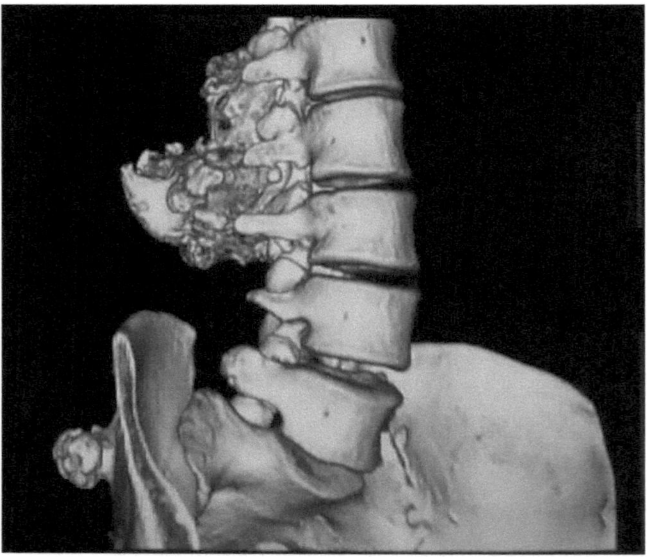

Figure 14 : *Patiente 1, TDM du rachis avec reconstruction 3D montrant une exostose de 8x8 cm de L1 à L4.*

♦ *Clavicule :* *(n=25)*

- 2 clavicules (8%) étaient affectées ;
- 23 clavicules étaient indemnes.

Ce qui représente 11,76% des patients atteints au niveau de cet os.

♦ *Extrémités :*

➜**Mains :** (n=8) (4 patients)

- 2 (25%) étaient atteintes appartenant à un patient (25%);
- 6 mains étaient indemnes.

Le nombre d'exostoses par main varie entre 0 et 6.

➜**Pieds :** (n=18) (9 patients)

La localisation la plus touchée était les métatarses.

- 4 pieds (22%) étaient atteints, appartenant à 3 patients (33%).

Localisation	Nombre total d'exostoses dans chaque localisation		Nombre des Patients atteints dans une localisation spécifique	
	Nombre	%	Nombre	%
Extrémité sup. humérus	49/355	13,8%	17 /17	100%
Extrémité inf. du radius	11/355	3,09%	8/10	80%
Extrémité inf. de l'ulna	7/355	1,97%	7/10	70%
Extrémité sup. du fémur	24/355	6,7%	13/16	81,25%
Extrémité inf. du fémur	88/355	24,7%	16/16	100%
Extrémité sup. du tibia	61/355	17,18%	17/17	100%
Extrémité sup. de la fibula	40/355	11,26%,	17/17	100%
Extrémité inf. du tibia	20/355	5,6%	12/15	80%
Extrémité inf. de la fibula	4/355	1,12%	3/15	20%
Rachis	5/355	1,4%	4/8	50%
Bassin	17/355	4,78%	7/11	63,63%
Côtes	7/355	1,97%	5/17	29,41%
Clavicules	2/355	0,56%	2/17	11,76%
Scapula	5/355	1,4%	5/17	29,41%
Mains	11/355	3,09%	2/8	25%
Pieds	4/355	1,12%	2/6	33%
TOTAL	355	100%		

Tableau II *: Distribution des exostoses en fonction des localisations.*

(iv) Synthèse de la répartition des exostoses :

En considérant la localisation de toutes les exostoses notées chez nos malades, nous avons constaté (**Tableau II**) :

- Les exostoses de l'extrémité inférieure du fémur étaient les plus fréquentes avec 88 exostoses sur un total de 355 exostoses soit 24,7% ;
- Les exostoses de l'extrémité supérieure du tibia avec 17,18% ;
- Les exostoses de l'extrémité supérieure de l'humérus avec 13,8% ;
- Les exostoses de l'extrémité supérieure de la fibula avec 11,26% ;
- Les exostoses de l'extrémité inférieure des 2 os de l'avant-bras avec 5,07%.

Au total, 72,01% des exostoses siégeaient « près du genou, loin du coude ».

En considérant les patients atteints d'au moins une exostose dans une localisation spécifique, on a constaté que :

- Tous les patients étaient atteints au niveau de l'extrémité inférieure du fémur ;
- Tous les patients étaient atteints au niveau de l'extrémité supérieure du tibia ;
- Tous les patients étaient atteints au niveau de l'extrémité supérieure de la fibula ;
- Tous les patients étaient atteints au niveau de l'extrémité supérieure de l'humérus. **(Figure15)**

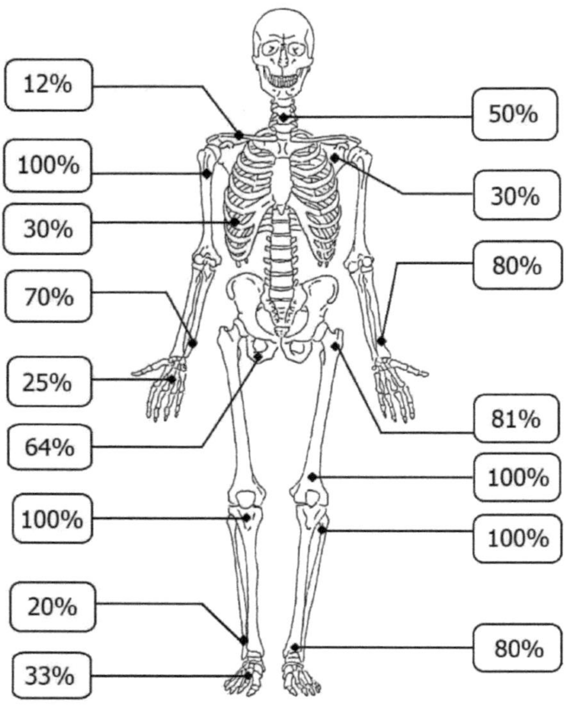

Figure 15 : *Distribution anatomique des lésions. Le chiffre indiqué représente le pourcentage des patients ayant eu au moins une exostose dans cette localisation.*

Les localisations de haut en bas :

A GAUCHE : *clavicule, extrémité sup. Humérus, côtes, extrémité inf. Ulna, Mains, Bassin, extrémité sup. Tibia, extrémité inf. Fibula, pieds.*

A DROITE : *Rachis, Scapula, extrémité inférieure Radius, extrémité sup. Fémur, extrémité inf. Fémur, extrémité supérieure Fibula et extrémité inférieure Tibia.*

2)   Lésions associées:

(a)   Epaississement métaphysaire :

On a trouvé que la région métaphysaire était souvent boursouflée prenant un aspect cylindrique. Les trois localisations les plus touchées par ce phénomène étaient:

- L'extrémité supérieure du fémur (responsables d'un élargissement et d'une brièveté du col fémoral) **(Figure 16)**;
- L'extrémité supérieure du tibia ;
- L'extrémité supérieure de l'humérus.

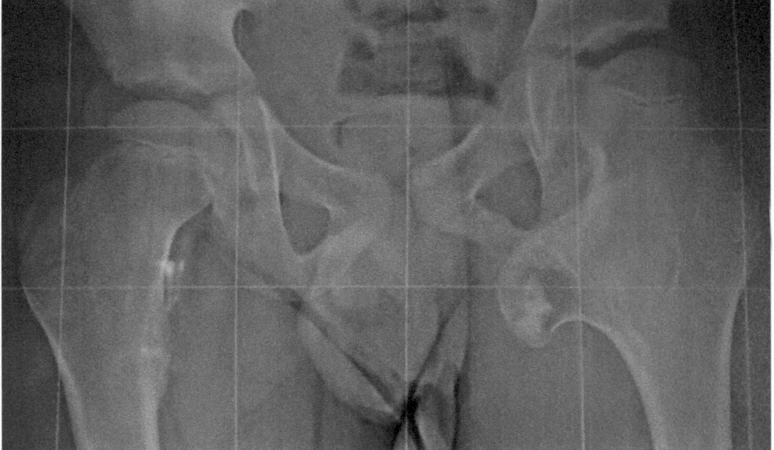

Figure 16 : Radiographie du bassin du patient 15 présentant un épaississement de l'extrémité supérieure du fémur gauche avec coxa-valga.

(b) Déformations et raccourcissement des os longs :

(i) <u>Membre supérieur :</u>

- Cinq des 30 humérus étudiés (16,66%) montraient une déformation. Ce qui concernait 4 des 16 patients étudiés (25%). Quatre humérus avaient une incurvation en coup de vent externe et 1 en coup de vent interne **(Figure 17)** ;

- Cinq des 14 avant-bras étudiés (35%) présentaient une incurvation du radius avec raccourcissement ulnaire. Ce qui est relatif à 4 patients sur un total de 9 étudiés (44,44%) pour cette variable ;
- Par ailleurs, un patient avait un coude en flessum et un autre avec un cubitus varus manifeste.

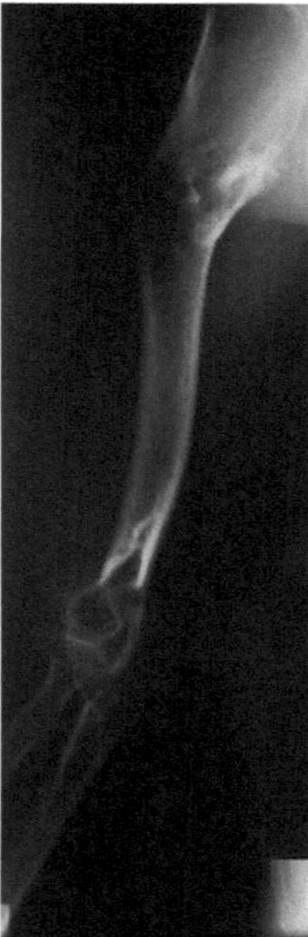

Figure 17 : Radiographie du patient N°7 montrant une déformation en coup de vent interne de l'humérus droit.

(ii)   *Membre inférieur :*

On a pu étudier les déformations des jambes dans 28 jambes, ce qui correspond à 14 patients :

- 23 (82%) n'avaient pas d'incurvations.
- 5 (17,85%) présentaient une incurvation des 2 os de la jambe (4 en coup de vent externe [en valgus] et 1 en coup de vent interne [en varus]).

Donc, 4 patients (28,57%) ont présenté une déformation de la jambe.

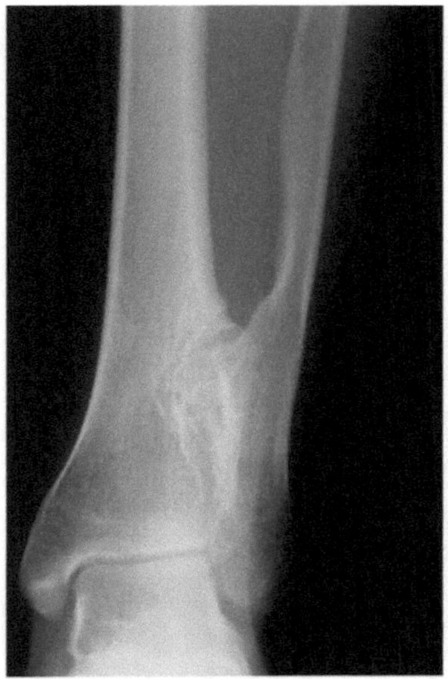

(c)   Synostoses :

Les synostoses ont touché essentiellement les deux articulations tibio-fibulaires (supérieure et inférieure). On a étudié 54 articulations tibio-fibulaires (supérieure et inférieure) appartenant à 14 patients :

- 20 (37%) articulations n'avaient pas de synostose.
- 34 (62,96%) articulations ont présenté une synostose tibiofibulaire.

Ce qui correspond à 10 patients atteints (71%) de synostose dans au moins une localisation. **(Figure 18)**

### *(d)	Diastasis :*

Il était très fréquent notamment dans les articulations tibio-fibulaires. On a trouvé que dans plusieurs cas, ces 2 os s'éloignent l'un de l'autre à cause d'une exostose volumineuse. **(Figure 19)**

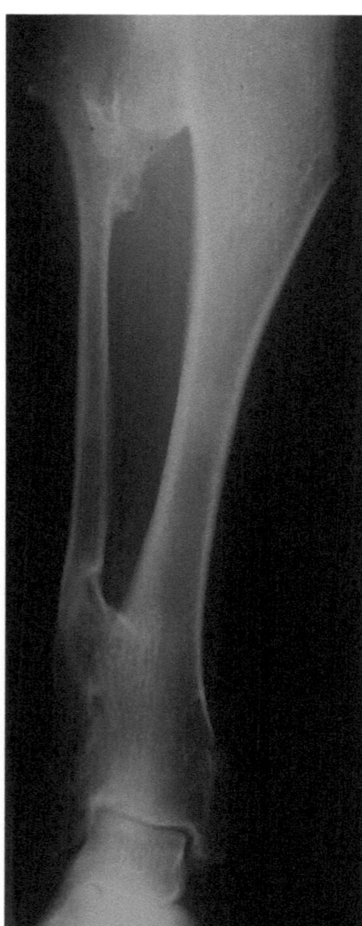

***Figure 19**: Diastasis tibio-fibulaire manifeste chez le patient N°8.*

B) **Etude radiométrique :** *(ANNEXE C)*

1) **Hanche :**

(a) *Angle cervico-diaphysaire fémoral (ACD) :*

On avait des clichés permettant d'étudier l'angle cervico-diaphysaire fémoral (ACD) pour 22 hanches (64,7%) (15 patients). L'ACD avait une moyenne de 143,56° (min : 128°→max : 174°) et une médiane de 142°, ce qui correspond à une valeur >135°, expliquant une tendance à la Coxa valga :

- Seules 2 hanches sur 22 (9,09%) n'ont pas présenté une coxa valga ;
- 20 hanches (90,9%) avaient une coxa-valga et tous les coxa-valga avaient une exostose au niveau de l'extrémité supérieure du fémur. **(Figure 20)**

Ce qui revient à dire que 14 patients (93%) avaient au moins une hanche présentant une coxa-valga.

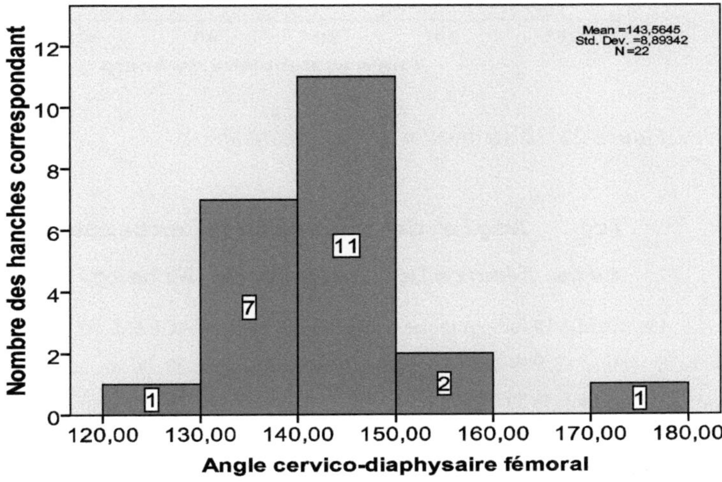

Figure 20 : Histogramme montrant la distribution des valeurs de l'ACD.

Uniquement 18 hanches parmi 34 ont été étudiées radiographiquement pour la variable angle de Sharp. L'angle acétabulaire moyen de Sharp était de 41,47° (min : 26,63°→max : 48,24°) et la médiane de 42,68°. Ce qui correspond à une valeur normale (<45°) :

- 4 hanches (22,22%) avaient un angle de Sharp >45° témoignant d'une dysplasie du cotyle **(Figure 21) ;**
- 14 hanches (77,77%) avaient un angle de Sharp normal.

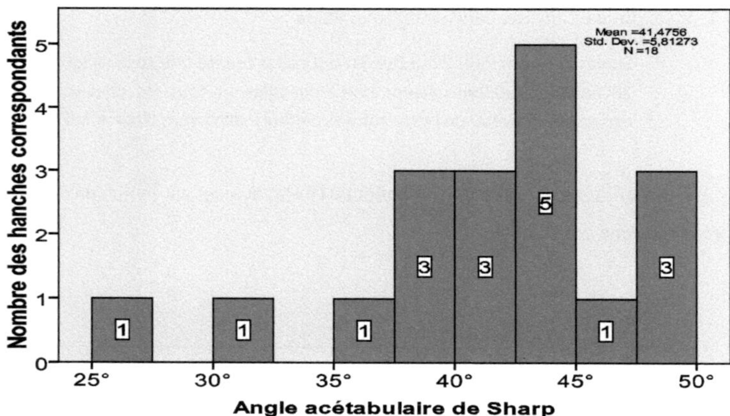

Figure 21 : Distribution de l'angle de Sharp.

On a étudié 18 radiographies permettant d'étudier l'ACET. L'ACET moyen était de 30,05° (min : 12,5°→max : 43,67) avec une médiane de 29,98°, ce qui correspond à une valeur normale (>20°) :

- 16 hanches (88,88%) avaient un ACET normal ;
- 2 hanches (11,11%) avaient un ACET <20°, soit un défaut de couverture de la tête fémorale autrement une tendance à la subluxation de la tête fémorale **(Figure 22).**

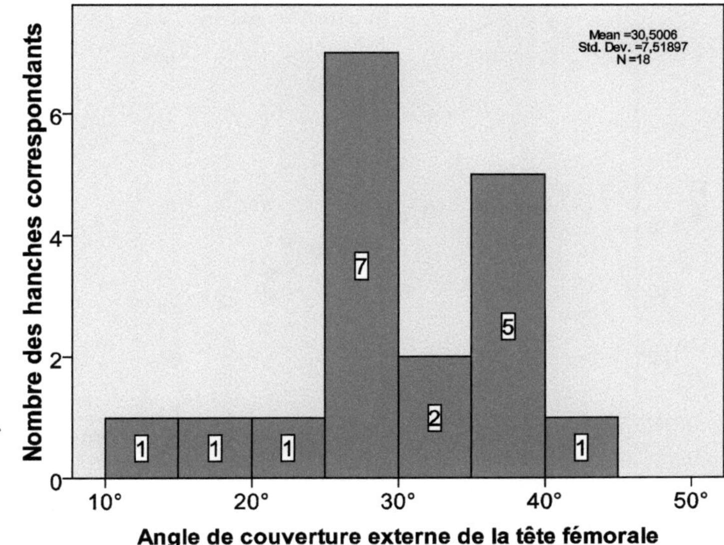

Figure 22 : Distribution de l'ACET.

(d)   Corrélations :

On a pu mettre en évidence une   corrélation significative entre l'ACD et l'ACET[1]. Par conséquent, la subluxation de la hanche retrouvée dans la maladie exostosante et la   coxa valga sont corrélées. Cette corrélation n'est pas forcément synonyme d'un lien de causalité. **(Figure 23)**

---

[1] On a trouvé un coefficient de corrélation négatif r de $-0,675$ supérieur en valeur absolue à 0,47 avec un degré de liberté = n-2 = 16 et p<0,05 (intervalle de confiance de 95%).

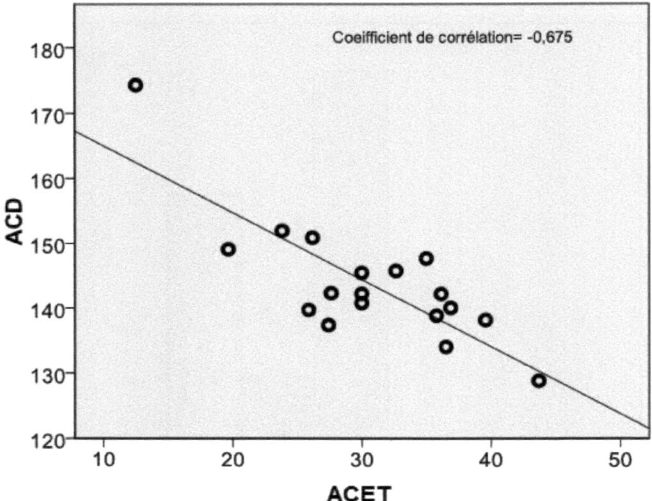

Figure 23 : *Etude de la corrélation entre l'ACD et l'ACET*
[Cette corrélation est significative].

Par ailleurs, nous n'avons pas révélé une corrélation significative entre l'angle de Sharp et l'ACD[1].

En se basant sur ces résultats, on peut suggérer que la dysplasie du cotyle n'est pas en rapport avec la coxa valga.

On n'a pas pu mettre en évidence une corrélation significative entre l'angle de Sharp et l'ACET[2].

En conclusion, ces données suggèrent que la découverte de la tête fémorale n'est pas en rapport avec la dysplasie du cotyle.

---

[1] Le coefficient de corrélation r=0,12<0,47 (n-2=16) (Sig=0,63>0,05) intervalle de confiance de 95%.

[2] Le coefficient de corrélation r= -0,28 < en valeur absolue à 0,47 (n-2=16) (Sig=0,25>0,05) (α=95%).

2)   Genou :

(a)   Angle fémoro-tibial :

L'angle fémoro-tibial (AFT) était mesuré pour 23 genoux. La moyenne de cet angle était de 11,72° (min :-4°→max : 23,47°) avec une médiane de 11,37°, qui sont supérieurs à une valeur normale (< 5°), d'où la tendance au genu valgum. **(Figure 24)**

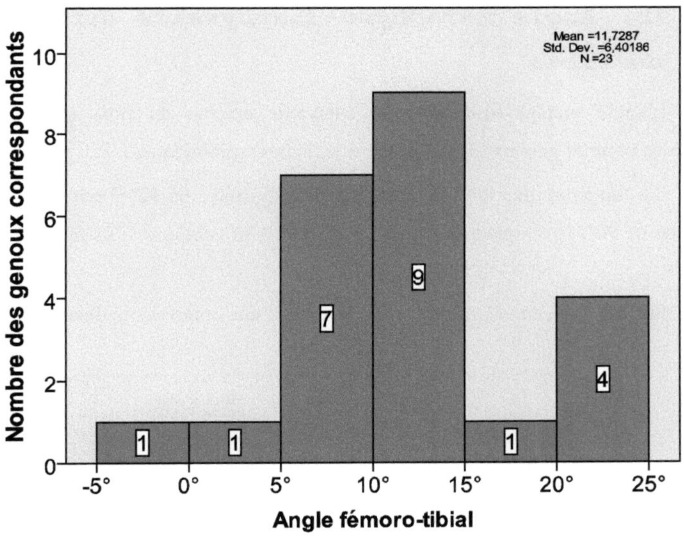

Figure 24 *: Distribution de l'angle fémoro-tibial*

Parmi ces genoux étudiés :

-    21 (91,3%) étaient en valgus (AFT>5°) ;
-    Un seul (4,34%) était normo-axé ;
-    Un dernier présentait un genu varum (AFT -4°).

Ces données confirment la tendance au genu valgum. **(Tableau III)**

Tableau III : Distribution des différents genoux étudiés radiographiquement en fonction des déformations articulaires				
	GENU VALGUM	**GENU VARUM**	**NORMO-AXE**	**TOTAL**
Nombre	21	1	1	23
Pourcentage	91,3%	4,34%	4,34%	100%

(b) Angle métaphyso-diaphysaire supérieur du tibia

L'angle métaphyso-diaphysaire supérieur externe du tibia (AMDT) a été déterminé pour 24 genoux (disponibilité des clichés radiologiques).

La moyenne des AMDT était de 87,82° (min : 65,12°→max : 93,82°) et la médiane de 90°. Il n'y avait donc pas de tendance au valgus de l'extrémité supérieure du tibia.

Sur les 21 genu valgum:4 (19,04%) avaient une composante tibiale **(Figure 25)**

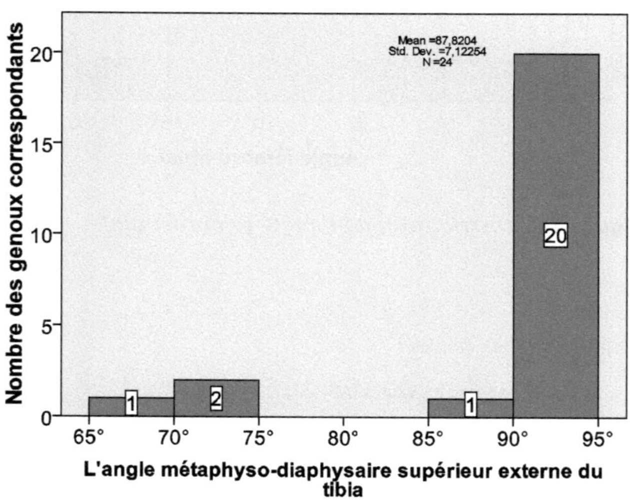

Figure 25 : Histogramme montrant la distribution de l'AMDT.

(c)   Angle métaphyso-diaphysaire inférieur du fémur (AMDF) :

L'angle métaphyso-diaphysaire inférieur externe du fémur (AMDF) a été étudié dans 23 genoux. Cet angle avait une moyenne de 81,10° (min : 68,44°→max : 94,50°) avec une médiane de 80,54°.

Sur les 21 genu valgum :

- Tous avaient une composante fémorale et l'unique fois où l'AMDF était >90° correspond au seul cas de genu varum. **(Figure 26)**

(d)   Analyse des données :

Pour les genu valgum (21 genoux) :

- Le valgus avait une composante uniquement fémorale dans 17 cas (80,95%) ;
- Dans 4 cas (19,04%), une composante à la fois fémorale et tibiale;
- Il n'y avait aucun valgus lié uniquement au tibia.

Il paraît donc que le genu valgum est plus lié au valgus fémoral qu'au valgus tibial.

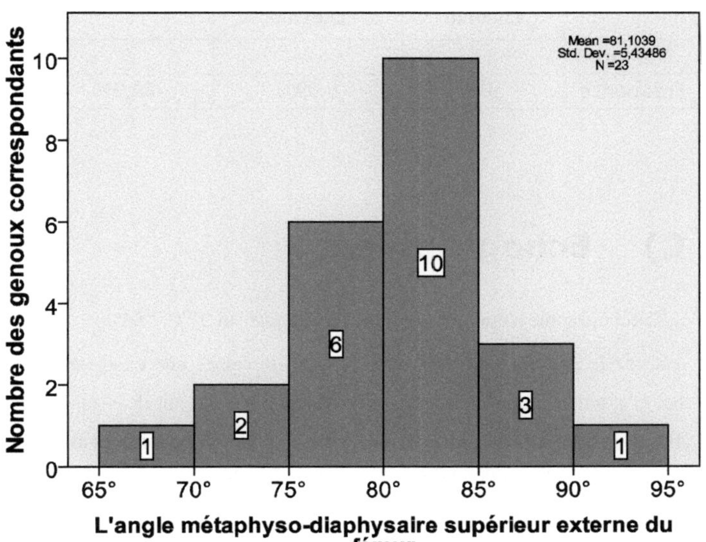

Figure 26 : Histogramme montrant la distribution de l'AMDF.

3)   Cheville :

On a pu étudier 22 chevilles (disponibilité des clichés radiologiques). L'angle du talus était de   79,27° en moyenne (min : 58,11°→max : 99,50°) avec une médiane de 81,18° qui est inférieure à la valeur normale (<82°), donc il y avait une tendance au valgus de cheville.

On a retrouvé chez les patients **(Tableau IV)**:

- 11 chevilles (50%) étaient en valgus avec un angle du talus à moins de 82°. Ce qui confirme cette tendance au valgus de la cheville ;
- 9 chevilles (40,9) étaient normo-axés ;
- 2 chevilles (9,09%) étaient en varus.

Tableau IV: Distribution des différentes chevilles en fonctions des déformations articulaires.				
	VALGUS de la cheville	**VARUS de la cheville**	**NORMO-AXES**	**TOTAL**
Nombre	11	2	9	22
Fréquence	50%	9,09%	40,9%	100%

C)   Echographie :

L'échographie a été pratiquée chez 3 patients sur 17 (17,64%).

Chez le premier patient, l'objectif était d'évaluer une exostose de la $2^{\text{ème}}$ côte gauche. L'examen a montré que la coiffe cartilagineuse était de 4 mm d'épaisseur, ce qui était rassurant, et on n'a trouvé aucun signe de compression vasculaire, ce qui a été démenti par une IRM qui a montré une compression des vaisseaux subclaviers.

Chez le deuxième patient, une échographie doppler veineuse du membre inférieur gauche a été faite éliminant une thrombophlébite inférieure gauche dans le cadre de l'exploration d'une fièvre post opératoire.

Chez ce même patient, une autre échographie doppler vasculaire a été faite pour l'installation d'un tableau d'hématome du genou gauche post-exostosectomie. L'examen iconographique a montré un faux anévrisme fissuré de l'artère fémorale superficielle avec hématome circulant du genou gauche. Mais, en per opératoire, on a découvert qu'il s'agissait d'une plaie iatrogène de l'artère fémorale superficielle avec un hématome d'un litre convenablement traitée. On a eu des bons résultats dans ce cas-là.

La troisième échographie a été faite pour le patient ayant une transformation maligne de l'ostéochondrome en chondrosarcome. Cette échographie abdominale a été faite dans le cadre d'un bilan d'extension de la tumeur maligne revenue sans anomalies.

D)   Scintigraphie :

La scintigraphie osseuse a été effectuée sur 7/17 patients (41,17%). Ces 7 patients étaient âgés de 11 à 19 ans. (Trois à 11 ans, un à 13 ans, un à 14 ans, un à 16 ans et le dernier à 19 ans). L'aspect retrouvé chez nos patients était l'existence de foyers de fixation modérée en regard des extrémités métaphysoépiphysaires des os longs. Le squelette sain était sans anomalies scintigraphiques.

Pour ces 7 patients, on a fait une comparaison entre les données scintigraphiques et radiologiques pour évaluer l'apport de la scintigraphie. Pour procéder à cette analyse comparative, on a d'abord rempli pour chaque patient une grille selon le modèle présenté dans **l'ANNEXE E**, puis on a fait la somme des résultats des 7 patients étudiés.

On a attribué pour chaque localisation le chiffre binaire 1 ou 0 selon l'existence ou non de concordance entre les données radiologiques et scintigraphiques dans cette localisation, puis on a fait la somme des 7 patients dont le résultat est illustré par le tableau suivant.

Tableau V : Corrélation entre la radiographie et la scintigraphie dans l'étude des exostoses dans les différentes localisations.					
Localisation		Exostose (+) Scintigraphie (+) (Vrais-positifs)	Exostose (+) Scintigraphie (-) (Faux-négatifs)	Exostose (-) Scintigraphie (-) (Vrais-négatifs)	Exostose (-) Scintigraphie (+) (Faux-positifs)
Extrémité supérieure de l'humérus	Droite	3	4	0	0
	Gauche	6	1	0	0
Extrémité inférieure des 2 os de l'avant-bras	Droite	0	3	0	0
	Gauche	1	2	1	0
Extrémité supérieure fémur	Droite	1	1	2	1
	Gauche	1	2	2	2
Extrémité inférieure du fémur	Droite	5	2	0	0
	Gauche	5	0	1	0
Extrémité supérieure du tibia	Droite	6	1	0	0
	Gauche	6	1	0	0
Extrémité supérieure de la fibula	Droite	3	4	0	0
	Gauche	3	3	1	0
Extrémité inférieure des 2 os de la jambe	Droite	3	2	1	1
	Gauche	2	4	1	0
Rachis		0	1	1	1
Bassin		1	2	2	0
Côtes, clavicules et scapula	Droite	0	1	5	1
	Gauche	0	2	5	0
Extrémités (mains et pieds)	Droite	0	2	2	0
	Gauche	0	1	3	0
TOTAL		46	39	27	6

On a résumé les données dans le tableau suivant:

Tableau VI : L'apport de la scintigraphie dans l'étude des exostoses				
Variable	Valeur	Sensibilité de la scintigraphie : VP/(VP+FN)		54,12%
Vrais-positifs (VP)	46			
		Spécificité de la scintigraphie : VN/(VN+FP)		81,81%
Faux-négatifs (FN)	39			
		Valeur prédictive positive : VP/(VP+FP)		88,46%
Vrais-négatifs (VN)	27			
		Valeur prédictive négative : VN/(VN+FN)		40,9%
Faux-positifs (FP)	6			

En partant des résultats obtenus dans ce dernier tableau **(Tableau VI)**, on peut conclure que la scintigraphie avait un intérêt dans l'évaluation des exostoses pour avoir une vue globale de la situation. Mais, sa sensibilité était basse 54,12% ainsi que sa valeur prédictive négative 40,9%. Son intérêt résidait dans sa spécificité 81,81% et dans sa valeur prédictive positive 88,46%.

Un autre aspect qu'on a étudié était l'intérêt de la scintigraphie en cas de suspicion de transformation maligne. L'aspect scintigraphique chez nos patients évoquant une dégénérescence était une large zone hyperfixante très intense hétérogène irrégulière retrouvé chez 2 patients. On a étudié la corrélation scintigraphie-histologie dont les résultats sont les suivants **(Tableau VII)** :

Tableau VII : Intérêt de la scintigraphie en cas de dégénérescence.		
	Anatomopathologie : **Dégénérescence**	**Anatomopathologie :** **Pas de dégénérescence**
SCINTIGRAPHIE **Evoquant une** **dégénérescence**	1 patient (vrais-positifs)	1 patient (faux-positifs)
SCINTIGRAPHIE **N'évoquant pas** **Une dégénérescence**	0 patient (faux-négatifs)	5 patients (vrais-négatifs)
Sensibilité : 100%	Spécificité : 83,33%	
Valeur prédictive positive : 50%	Valeur prédictive négative : 100%	

En se référant à ce tableau, on peut dire que la scintigraphie était un examen qui garde un grand intérêt lors de la suspicion de dégénérescence. Son grand intérêt résidait dans sa sensibilité lors d'une transformation maligne qui était de 100% avec une valeur prédictive négative de 100% aussi, et dans sa spécificité qui était de 83,33%.

Le point faible de cet examen était sa valeur prédictive positive faible (50%).

Bien que l'échantillon soit de faible effectif, on peut proposer que la scintigraphie a tout l'intérêt dans le cas de suspicion de transformation maligne du fait de sa valeur prédictive négative et sa sensibilité, mais en cas d'une scintigraphie faisant suspecter la malignité, le risque d'avoir la dégénérescence était de 50%, ce qui ne dispense pas de faire l'histologie.

En conclusion, on a trouvé que la scintigraphie était un examen de dépistage intéressant en cas de toute suspicion de transformation maligne.

E)   Tomodensitométrie :

Parmi les 17 patients, 5 (29,41%) ont été explorés par la tomodensitométrie. Le scanner a permis de dresser un bilan des exostoses en précisant leurs localisations exactes, leurs tailles, leurs formes et leurs rapports anatomiques avec les éléments vasculo-nerveux en particulier, et a permis aussi de reconnaitre des signes de dégénérescence tels que l'agressivité locorégionale (rupture corticale), les réactions périostées, l'envahissement des parties molles et l'épaississement de la coiffe cartilagineuse

L'aspect retrouvé chez nos patients était l'existence d'ostéochondromes qui restaient limités par une corticale fine chapotées par une coiffe cartilagineuse. On a remarqué aussi une dystrophie graisseuse des masses musculaires refoulées par l'exostose. Le scanner a permis encore de découvrir des lésions rachidiennes endo-canalaires.

En cas de dégénérescence le scanner a permis de réaliser un bilan d'extension locorégionale et à distance. (Patient 17)

Les indications des TDM faites aux 5 patients étaient l'exploration d'une exostose énorme du rachis et ses rapports anatomiques dans un cas, la suspicion d'une dégénérescence du fait de l'augmentation rapide de taille de l'exostose ou l'apparition de douleurs dans 3 cas et finalement l'exploration de l'extension locorégionale et à distance d'un chondrosarcome secondaire.

F)   IRM :

L'IRM a été pratiquée chez 6 patients parmi 17 (35,29%). Pour ces 6 patients, les indications étaient principalement la suspicion d'une dégénérescence étant donné les douleurs et l'augmentation brutale de la taille des exostoses, et dans un seul cas, l'IRM a été indiquée pour préciser les rapports vasculaires d'une exostose de la 2ème côte gauche comprimant des vaisseaux.

L'aspect retrouvé d'une exostose en résonnance magnétique était : une lésion de signal comparable au signal de la corticale osseuse au niveau de son centre avec une couronne cartilagineuse périphérique en hyper-signal T2 et hypo-signal T1 de petite épaisseur (infra-centimétrique) faiblement rehaussés après injection de produit de contraste. Cette lésion était bien limitée sans infiltration des parties molles.

Les signes retrouvés qui ont fait suspecter une transformation maligne étaient :

-   Une agressivité de la lésion avec envahissement des parties molles ;
-   Une hétérogénéité de la lésion ;
-   Une coiffe cartilagineuse épaisse supérieure à 20mm et qui rehaussait fortement après l'injection de produit de contraste.

En combinant les éléments iconographiques, on a pu étudier l'épaisseur du cap cartilagineux dans 14 exostoses, on a conclu que :

-   Dans 12 cas (85,7%), l'épaisseur maximale était inférieure ou égale à 20 mm, et que dans ces 12 cas, il n'y avait pas de transformation maligne ;
-   Dans les 2 cas restants, l'épaisseur était de 25 mm et 40 mm respectivement. Cette dernière valeur correspond à un cas de dégénérescence. **(ANNEXE A)**

Donc, l'épaisseur maximale de la coiffe cartilagineuse constitue un bon indicateur de la transformation maligne. À partir d'une valeur supérieure à 20mm, il est sensible à 100%, mais il manque de spécificité (50%) comme témoigne le cas avec 25 mm d'épaisseur sans dégénérescence.

G)   Biologie :

La biologie chez les patients étudiés n'a pas montré d'anomalies.

Chapitre 3 : ACTE CHIRURGICAL :

I. INDICATIONS OPERATOIRES

Tous les patients étudiés ont été opérés sauf la patiente N°4. Cette patiente a renoncé à l'opération. Les opérations faites étaient essentiellement des exostosectomies (au nombre de 51):

-   38 au niveau du genou (74,5%) ;
-   4 au niveau de la hanche (7,8%) ;
-   4 au niveau de la cheville (7,8%) ;
-   5 dans d'autres localisations (9,8%).

A part les exostosectomies, d'autres opérations ont été faites, et on peut citer:

- Une épiphysiodèse médiale de l'extrémité supérieure du tibia gauche pour genu valgum manifeste, faite pour un patient à l'âge de 8 ans. L'évolution a été marquée par le déplacement secondaire des agrafes ayant nécessité leurs remplacements puis l'adjonction d'agrafes fémorales dans le même côté à l'âge de 12 ans (Année 2012). Les résultats primaires étaient décevants, mais après l'adjonction d'agrafes fémorales, le genu valgum s'est corrigé progressivement ;

- Une autre opération a été faite pour un patient à l'âge de 11ans pour traiter un chondrosarcome secondaire bien différencié du tibia droit: il s'agit d'une résection large avec traitement conservateur par clou cimenté. Vers l'âge de 16 ans, le patient a eu un allongement du fémur droit par un fixateur externe pour inégalité de longueur des deux membres inférieurs égale à 6 cm ;

- Pour un autre patient, un allongement du membre inférieur droit par fixateur externe a été décidé pour inégalité de longueur des membres inférieurs mais non encore fait (jusqu'à fin 2013).

II. INDICATIONS D'EXOSTOSECTOMIE :

A)   Exostosectomies de la hanche :

Pour les 4 exostosectomies faites sur les hanches :

- 2 ont été pratiquées pour suspicion de dégénérescence (augmentation rapide de la taille des exostoses);
- 2 pour gêne fonctionnelle et douleurs.

B)   Exostosectomies du genou :

Pour les 38 exostosectomies pratiquées sur les genoux **(Tableau VIII)**:

- 25 ont été indiquées pour gêne fonctionnelle et douleurs (65,78%) ;
- 3 pour gêne esthétique (7,89%) ;
- 3 pour conflit mécanique au niveau de la patte d'oie ;
- 2 pour suspicion de dégénérescence (augmentation rapide de taille) ;

-    2 pour limitation douloureuse de la mobilité ;
-    1 pour genu valgum ;
-    1 pour compression du nerf sciatique poplité externe ;
-    1 pour chondrosarcome.

Tableau VIII : Indications de l'exostosectomie au niveau du genou.					
INDICATION	**Nbre**	**%**	**INDICATION**	**Nbre**	**%**
Gêne fonctionnelle+douleurs	25	65,7%	Limitation articulaire douloureuse	2	5,26%
Gêne esthétique	3	7,89%	Genu valgum	1	2,63%
Conflits avec la patte d'oie	3	7,89%	Compression nerf SPE	1	2,63%
Suspicion de dégénérescence	2	5,26%	chondrosarcome	1	2,63%

C)   Exostosectomies de la cheville :

On a dénombré 4 exostosectomies qui étaient pratiquées sur les chevilles :

-    2 pour gêne fonctionnelle douloureuse ;
-    1 pour blocage articulaire de la cheville ;
-    La dernière pour déformation en varus des 2 os de la jambe.

D)   Exostosectomies faites dans d'autres localisations :

Les exostosectomies au niveau des autres localisations (au nombre de 5) ont été faites pour :

-    Dans 3 cas pour gêne fonctionnelle douloureuse (paravertébral, extrémité supérieure de l'humérus et extrémité inférieure de l'ulna) ;
-    Dans un cas pour compression vasculaire des vaisseaux subclaviers (exostose 2ème côte) ;
-    Dans un dernier cas pour limitation de la mobilité de l'épaule par une exostose de l'extrémité supérieure de l'humérus.

III. NOMBRE D'EXOSTOSECTOMIES FAITES PAR PATIENT :

Sur un nombre total de 355 exostoses, 51 ont été réséquées ; soit 14% de l'ensemble des exostoses. Sur ce total de 51 exostosectomies pratiquées sur 16 patients (Une patiente a refusé de se faire opérer), la médiane du nombre d'exostosectomie ainsi que la moyenne étaient de 3 (min :0➔max :7).

Mais, il faut prendre en considération qu'on n'a pas assez de recul chronologique et que parfois, plusieurs exostosectomies ont été pratiquées pendant la même opération. La moyenne et la médiane des opérations étaient de 2 (min=0 ➔max=4). Donc, on avait en moyenne 1,5 exostosectomies par opération. **(Figure 27)**

Ces exostosectomies au nombre de 51 sont réparties comme suit **(Tableau IX)**:

- 38 opérations (74,5% des opérations) concernaient les genoux ;
- 4 au niveau de la hanche (7,84%) ;
- 4 au niveau de la cheville (7,84%) ;
- 5 concernaient d'autres localisations :
  - * 2 pour l'humérus (3,92%);
  - * 1 pour l'avant-bras (1,96%);
  - * 1 pour le rachis ;
  - * 1 pour les côtes.

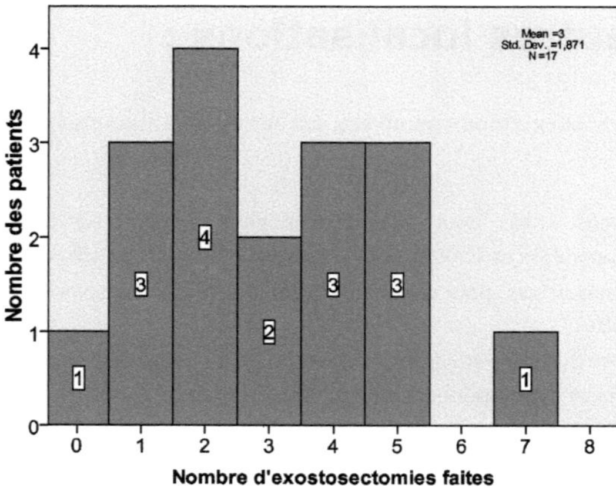

Figure 27 : Histogramme montrant le nombre d'exostosectomies faites par patient.

<table>
<tr><td colspan="7">Tableau IX : localisations des différentes exostosectomies.</td></tr>
<tr><td>Localisation</td><td>Genou</td><td>Cheville</td><td>Hanche</td><td>Humérus</td><td>Autres</td><td>TOTAL</td></tr>
<tr><td>Exostosectomies</td><td>38</td><td>4</td><td>4</td><td>2</td><td>3</td><td>51</td></tr>
<tr><td>Fréquence</td><td>74,5%</td><td>7,84%</td><td>7,84%</td><td>3,92%</td><td>5,88%</td><td>100%</td></tr>
</table>

Au total :

- 13 patients (76,47%) ont été opérés au genou;
- 3 patients (17,64%) au niveau de la cheville ;
- 2 patients (11,76%) au niveau la hanche;
- 2 patients (11,76%) au niveau de l'humérus;
- 3 patients dans d'autres localisations (Rachis, avant-bras et côtes). **(Tableau X)**

<table>
<tr><td colspan="6">Tableau X : chirurgies effectuées au niveau des différentes articulations.</td></tr>
<tr><td></td><td>Genou</td><td>cheville</td><td>Hanche</td><td>humérus</td><td>autres</td></tr>
<tr><td>Nombre des patients opérés</td><td>13</td><td>3</td><td>2</td><td>2</td><td>3</td></tr>
<tr><td>Fréquence</td><td>76,47%</td><td>17,64%</td><td>11,76%</td><td>11,76%</td><td>17,64%</td></tr>
</table>

Chapitre 4 : **ANATOMOPATHOLOGIE**

Tous les patients opérés sauf un ont eu un examen anatomopathologique de la pièce de résection. L'aspect anatomopathologique identifié était le suivant :

I. EN MACROSCOPIE :

Une formation ostéocartilagineuse avec un fragment osseux blanchâtre bosselé, partiellement recouverte de coiffe cartilagineuse. À la coupe, la coiffe cartilagineuse était d'épaisseur fine d'aspect régulier et le tissu osseux sous-jacent était spongieux.

II. EN MICROSCOPIE :

Un ostéochondrome formé en surface par une fine lame de tissu fibreux correspondant au périoste recouvrant une coiffe de cartilage hyalin à cellularité faible. Celle-ci est faite par des chondrocytes mononuclées réguliers sans atypies cyto-nucléaires avec front d'ossification enchondrale en profondeur du cartilage. Ce tissu cartilagineux se continue vers la profondeur par des colonnes de chondrocytes matures. Le reste de la lésion était formé par des fines travées osseuses lamellaires comportant des ostéocytes réguliers séparés par des espaces médullaires essentiellement adipeux.

Concernant le seul patient ayant eu une transformation maligne à partir de la composante cartilagineuse en chondrosarcome bien différencié, l'aspect anatomopathologique présentait une coiffe cartilagineuse épaisse de 4 cm avec des lobules cartilagineux dont certains infiltraient les structures osseuses. Les chondrocytes étaient de tailles variables avec des noyaux volumineux comportant de gros nucléoles. Certains chondrocytes avaient des noyaux hyperchromatiques avec parfois une binucléation et quelques mitoses. Les espaces médullaires étaient congestifs.

Dans un autre cas, l'examen anatomopathologique de la pièce de résection était normal. Ce qui a été expliqué par la résection chirurgicale insuffisante qui ne comportait pas la coiffe cartilagineuse (l'élément fertile de l'exostose). Ce qui s'est traduit par la progression de la lésion après l'opération, ayant nécessité la reprise opératoire pour une résection plus complète.

Chapitre 5 :EVOLUTION ET COMPLICATIONS

Les conséquences de la maladie exostosante sont dues généralement aux troubles de la croissance, à la localisation et à l'effet de masse des exostoses, ainsi qu'à leur transformation maligne.

I. TROUBLES DE LA CROISSANCE :

Comme il a été déjà mentionné, on avait une nette tendance vers la petitesse de la taille parmi les patients atteints de la maladie exostosante. Les troubles de la croissance osseuse ont pu affecter électivement un seul membre supérieur ou inférieur engendrant une inégalité de longueur des membres ; 5/10 (50%) des patients étudiés présentaient une inégalité de longueur des membres inférieurs.

Le trouble de la croissance pouvait s'associer à des déviations axiales des os et à des déformations des articulations en valgus ou en varus.

II. COMPLICATIONS DES EXOSTOSES :

A)   Complications esthétiques :

Un autre aspect a été évalué par le questionnaire téléphonique **(ANNEXE F)** pour 6 patients, celui de la gêne esthétique perçue par le malade due à des exostoses ou à des déformations axiales. C'était évalué à l'aide d'une échelle visuelle numérique de 0 à 10. Les deux extrêmes étaient de 4 et 7 avec une moyenne et une médiane de 5,5.

Par ailleurs, l'exostosectomie des genoux a été indiquée dans 3 cas parmi 38 (7,89%) à cause de la gêne esthétique.

L'existence d'une exostose faisant 8cm×8cm du rachis lombaire (L1→L4) a posé un problème esthétique majeur chez une autre patiente âgée de 22 ans à l'époque.

B)   Complications mécaniques :

1)   Accrochage tendino-ligamentaire :

L'accrochage tendino-ligamentaire est survenu dans les cas où l'exostose siégeait sur un trajet tendineux ou ligamentaire. Le cas le plus fréquent qu'on a identifié était le conflit mécanique entre les tendons de la patte d'oie et une exostose de l'extrémité supérieure du tibia. On a trouvé que 3 parmi les 38 (7,89%) exostosectomies faites au niveau des genoux ont été indiquées à cause de ce conflit mécanique gênant.

2)   Bursite et périostite :

On a constaté parmi les 17 observations un seul cas documenté de bursite poplitée (kyste poplité) du côté droit due à une exostose de l'extrémité inférieure du fémur.

Par ailleurs, un patient présentait une périostite réactionnelle au niveau du tibia droit avec une évolution spontanément favorable sans traitement médicamenteux.

3)   Limitation du jeu articulaire :

En fonction des localisations des exostoses, on a pu trouver des limitations de l'amplitude articulaire. Ce qui peut avoir des conséquences fonctionnelles importantes gênant les activités de la vie quotidienne.

➜**Au niveau des membres supérieurs :**

Un patient s'est présenté avec une limitation importante de la mobilité de l'épaule gauche causée par une exostose de l'extrémité supérieure de l'humérus.

➜*Au niveau des membres inférieurs :*

Parmi 22 hanches étudiées :

- 4 (18,18%) avaient une flexion limitée (deux à 110°, un à 90° et un à 70°).

Parmi 28 genoux étudiés :

- 4 (14,28%) avaient une flexion limitée (un à 110°, un à 100° et un à 90°).

Parmi 30 genoux étudiés :

- 3 (10%) avaient un flessum.

Parmi 22 chevilles étudiées :

- 6 (27,27%) avaient un déficit de la flexion plantaire (quatre à 30° et deux à 5°) ;
- 4 (18,18%) avaient un déficit de la flexion dorsale (deux à 0°, un à 5° et un à 10°).

C)   Complications vasculaires :

Le refoulement des vaisseaux par une exostose était identifié chez plusieurs patients sans vraie obstruction. Cette compression pouvait s'associer avec une compression des loges musculaires avec parfois une dysplasie graisseuse des muscles. Dans un seul cas, on a observé une compression vasculaire cliniquement symptomatique. Il s'agit d'un patient ayant eu une exostose de la 2ème côte gauche qui a comprimé les vaisseaux subclaviers sans les obstruer avec sténose serrée de l'artère. Cette compression a été découverte lors d'une exploration d'une parésie du membre supérieur gauche associée à une circulation veineuse superficielle collatérale manifeste avec un pouls du membre supérieur faible. Cette même masse a refoulé en bas le parenchyme pulmonaire sans causer des lésions pleurales (qui aurait été arrivé si la masse avait évolué plus agressivement). L'exérèse a résolu le problème. **(Figure 28)**

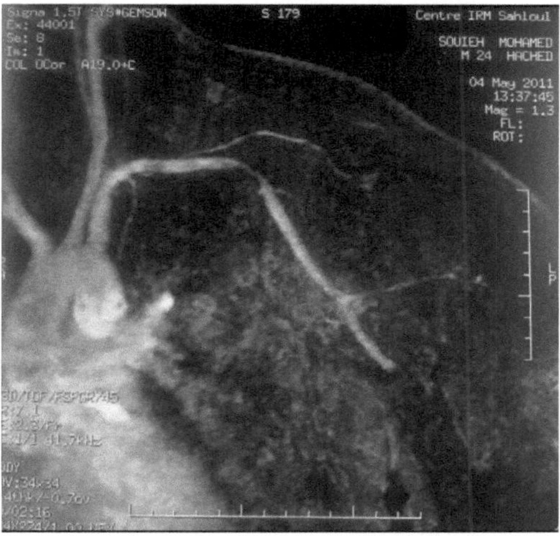

Figure 28 : Patient 14 : Angio-IRM montrant une compression de l'artère subclavière gauche qui reste perméable.

D)   Complications neurologiques :

1)   Compression périphérique :

On a décelé, dans un cas, une compression symptomatique du nerf sciatique poplité externe causée par une exostose fibulaire supérieure droite. L'exérèse de l'exostose a résolu le problème.

2)   Compression médullaire :

En faisant un scanner du rachis, on a remarquée de manière fortuite, une exostose intra-canalaire chez la patiente N°1, qui était en continuité avec le corps de D12, faisant 3,5mm de grand axe. Cette exostose demeurait non compressive, asymptomatique et ne nécessitait pas son exérèse.

E)   Transformation maligne :

On avait sur les 17 patients suivis, uniquement un seul cas de dégénérescence (5,88%). On cite ce chiffre avec réserves, car il nous faut plus de recul pour mieux quantifier ce risque à long terme.

Ce cas de transformation correspond à un patient âgé de 11 ans avec une maladie découverte à l'âge de 4 ans. Ce patient avait au total 41 exostoses. Ce même patient présente un retard mental avec une légère dysmorphie faciale (des cheveux bas implantés). Ce qui soulève la question de l'existence d'un lien direct entre ces données. La transformation maligne a touché l'extrémité tibiale supérieure droite et s'est manifestée après un an d'une résection d'exostose de $15\times14\times4$ cm dans la même localisation. Cette résection était limitée pour éviter ultérieurement la fragilisation de l'os.

Le type histologique de cette dégénérescence était : Chondrosarcome bien différencié (GRADE I) avec bilan d'extension négatif. On a opté pour un traitement conservateur par résection avec reconstruction par clou cimenté. Cinq ans de suivi post opératoire (jusqu'à fin 2013) ont éliminé la récidive tumorale.

III. COMPLICATIONS POST-OPERATOIRES

La plupart des opérations se sont déroulées sans complications.

A)   A court terme :

A court terme, on a eu dans un seul cas (patient 16) une **lésion de l'artère fémorale superficielle peropératoire** avec hématome du genou gauche d'un litre, convenablement traitée en urgence. **(ANNEXE A).** Chez ce même patient, une autre exostosectomie s'est compliquée **d'une septicémie** à *Staphylococcus Aureus* d'évolution favorable sous antibiotique par voie générale.

B)   A moyen et à long terme :

A moyen et à long terme, on a eu deux types de complications postopératoires :

-        La première complication était **la récidive de l'exostose** après exérèse incomplète. Quatre patients sur 16 (25%) avaient une récidive locale des exostoses dont 2 ont nécessité une réopération. L'un de deux, est un patient qui a récidivé localement après un an, mais avec une transformation maligne. Le deuxième a eu une exostosectomie insuffisante confirmée par un examen histologique normal (pas de coiffe cartilagineuse dans la pièce de résection). Une autre résection plus complète lui a été effectuée après un an ayant permis de régler le problème.

-        La deuxième complication postopératoire à moyen et à long terme retrouvée était la **cicatrice chéloïde**. En effet, 4 patients parmi les 16 opérés (25%) ont présenté une cicatrice chéloïde au siège de l'exostosectomie. Ce qui est relativement fréquent. **(ANNEXE A)**

IV. SUIVI POST-OPERATOIRE :

Le suivi postopératoire des patients a duré en moyenne 6 mois. On a enregistré qu'il y avait 12 patients de 17 (70,58%) qui étaient perdus de vue. Parmi eux, il y avait le cas d'une patiente (N°4) qui a abandonné l'hôpital avant de se faire opérer sans l'accord du médecin traitant. Uniquement 5 patients de 17 (29,41%) sont suivis de façon régulière à la consultation externe. Ce qui soulève la problématique de l'éducation du patient souvent négligée.

PARTIE 4

DISCUSSION

"«Ce qui est simple est faux. Ce qui est compliqué est inutilisable.»"
Paul Valéry (Philosophe français [1871-1945])

Chapitre 1 : **PHYSIOPATHOLOGIE:**

I. PLAQUE DE CROISSANCE :

La plaque de croissance (cartilage de croissance) est une structure spécialisée qui a évolué pour permettre l'allongement rapide des os dans un processus qui s'appelle ossification enchondrale. Ces plaques se retrouvent sur les extrémités des os longs où le cartilage rencontre l'os. Dans cette région, les chondrocytes (cellules qui forment la matrice cartilagineuse) sortent d'un état de repos et forment des chaînes longues de cellules proliférantes disposées en colonnes. Après plusieurs cycles de divisions cellulaires, les chondrocytes sortent des zones de prolifération, sécrètent plus de matrice et deviennent hypertrophiques. Peu après, elles deviennent apoptotiques. Cette matrice cartilagineuse restante sert de charpente pour le dépôt d'os par les ostéoblastes (les cellules qui synthétisent l'os) pour former l'os trabéculaire spongieux qui est le support de la moelle osseuse. Donc, l'allongement de l'os trabéculaire est atteint par des cycles successifs de division des chondrocytes, sécrétion de matrice, apoptose et son remplacement par l'os. **(Figure 29)**

II. MATRICE EXTRA-CELLULAIRE :

La matrice extracellulaire du cartilage de conjugaison est très organisée. On y retrouve des fibres d'élastine, des collagènes, de l'acide hyaluronique, des protéoglycanes, ainsi que d'autres protéines. Les collagènes, essentiellement de type II, confèrent à l'os une résistance aux forces de frottement et de cisaillement.

Les protéoglycanes, qui sont des protéines glycosylées, sont composées de *Core* protéique et de glycosaminoglycanes (chondroïtine sulfate, Heparane sulfate etc.) branchées sur ce *Core* protéique.

Ces protéoglycanes s'adhérent à l'acide hyaluronique qui se fixe lui-même sur les chondrocytes. Ce qui forme un agrégat chargé négativement piégeant l'eau. Cela est responsable des propriétés de résistances aux forces de compression.

Dans le contexte de la maladie exostosante, la glycosaminoglycane qui nous intéresse le plus est *l'Heparane Sulfate* (HS), car sa synthèse est altérée lors de la maladie exostosante par une mutation des gènes qui codent pour un complexe enzymatique qui la fabrique.

L'HS a plusieurs rôles parmi lesquels un rôle important est joué dans la diffusion de plusieurs molécules de signalisation. Elle fonctionne comme des mailles limitant la diffusion de ces molécules. *L'Indian HedgeHog* (IHH) est l'une de ces molécules de signalisation.

L'HS permet de mettre en place un gradient de concentration de l'IHH en limitant sa diffusion rapide dans le milieu interstitiel. En effet, l'HS se lie à l'IHH pour lui contrôler ses mouvements. Les anomalies qualitatives ou quantitatives de l'HS vont causer une diffusion rapide de l'IHH et une augmentation locale de sa concentration au voisinage des cellules cibles. **[12-14]**

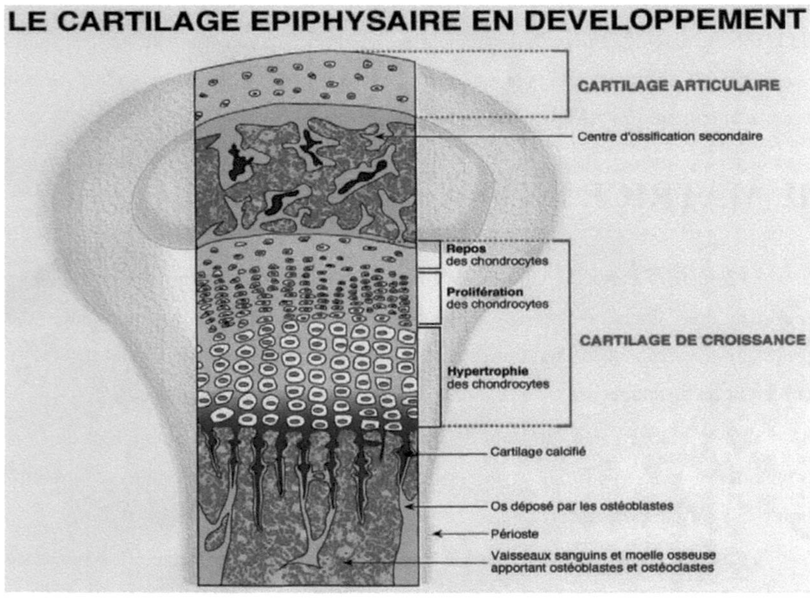

Figure 29 : Organisation d'un cartilage épiphysaire en développement. **[11]**

III. OSSIFICATION ENCHONDRALE :

L'ossification enchondrale concerne les os longs en particulier. Elle se fait en plusieurs étapes dont la première est celle de la formation d'une matrice cartilagineuse lors de l'embryogenèse. Il y a ensuite condensation mésenchymateuse sous l'effet de facteurs de croissance et de transcription. Les cellules mésenchymateuses se transforment ensuite en cellules préchondrocytaires puis chondrocytaires. Il y a aussi formation de périchondre. Les chondrocytes s'organisent alors en trois couches **(Figure 30)** :

- Une 1ère couche de chondrocytes au repos, qui s'activent pour donner des chondrocytes de prolifération ;
- Une 2ème couche de chondrocytes de prolifération, qui s'organisent en colonnes, où la différenciation continue pour former des chondrocytes hypertrophiques ;
- Une 3ème couche de chondrocytes hypertrophiques qui finissent par mourir par apoptose.

Le cartilage est alors envahi de vaisseaux par néo-angiogenèse (notamment sous l'effet du VEGF : *Vascular endothelial growth Factor*) qui apportent des cellules hématopoïétiques ; celles-ci se différencient en ostéoblastes et en ostéoclastes. Ces cellules transforment alors la matrice cartilagineuse en matrice osseuse qui va ensuite se calcifier. L'organisation en colonnes des chondrocytes permet une croissance de l'os en longueur selon un axe et une direction bien précis.

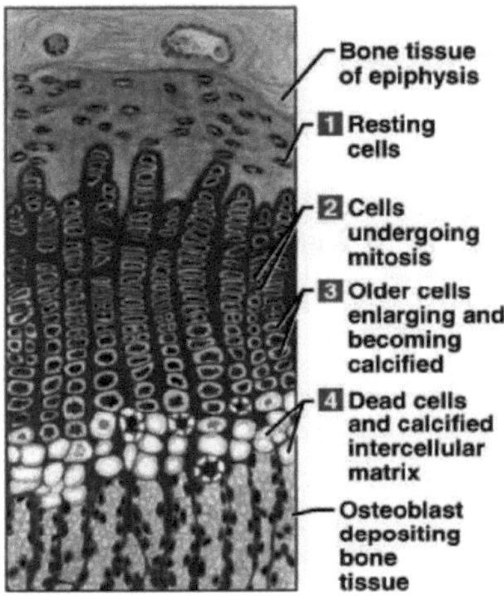

Figure 30 : Histologie de la plaque de croissance. **[15]**

IV. REGULATION DE L'OSSIFICATION

L'IHH est une protéine de signalisation de la famille Hedgehog. Elle est sécrétée par les chondrocytes pré-hypertrophiques et hypertrophiques. L'IHH agit sur les chondrocytes au repos pour déclencher la synthèse de la PTHrp (Parathyroid hormon related peptide). Ce peptide stimule la prolifération des chondrocytes au repos − par effet autocrin − tout en inhibant leur différenciation en chondrocytes hypertrophiques. Cela diminue, par conséquent, la sécrétion de l'IHH par ces cellules différenciées. L'action de la PTHrp est « distance-dépendante ». Les cellules les plus éloignées échappent à son action et entrent dans une phase de différenciation en chondrocytes hypertrophiques avant l'apoptose et l'ossification. Ces chondrocytes hypertrophiques sécréteront l'IHH qui induit la PTH rp.

Une boucle de *feed-back* négatif paracrine est installée. Cette boucle régule la prolifération et la différenciation des chondrocytes de la plaque de croissance. Ce qui permet une croissance longitudinale de l'os bien régulée. Donc, l'IHH a un rôle de stimulation indirecte de la prolifération des chondrocytes jusqu'à ce que celles-ci sortent du champ d'action de la PTHrp. L'augmentation locale de la concentration de l'IHH (par défaut de l'HS qui normalement limite sa diffusion) confère un avantage prolifératif aux chondrocytes. Ces chondrocytes vont se multiplier plus rapidement que les cellules normales.

Un autre rôle aussi important de la voie de signalisation IHH est l'orientation post-mitose des chondrocytes. En effet, les chondrocytes possèdent des cils primaires qui sont des projections spécialisées de la surface cellulaire. On les trouve dans la plupart des cellules eucaryotes et ils sont impliqués dans plusieurs voies de signalisation cellulaire. [16, 17] Ces cils primaires modulent l'organisation tissulaire. On peut les considérer comme des antennes cellulaires qui reçoivent et transduisent les signaux mécaniques et chimiques des cellules avoisinantes et de la matrice extracellulaire. L'organisation des cils primaires dans la plaque de croissance a montré que les chondrocytes au repos sont au début non polarisées, et deviennent ensuite polarisées dans la zone proliférative et hypertrophique en orientant les cils parallèlement à l'axe longitudinal de l'os. Les chondrocytes doivent donc subir une série de mouvements de rotation cellulaire. Cette forme modifiée leur permet de s'orienter l'une sur l'autre pour engendrer l'organisation classique en colonnes typiques de la plaque de croissance. Cela est schématisé par la figure suivante **(Figure 31)**.

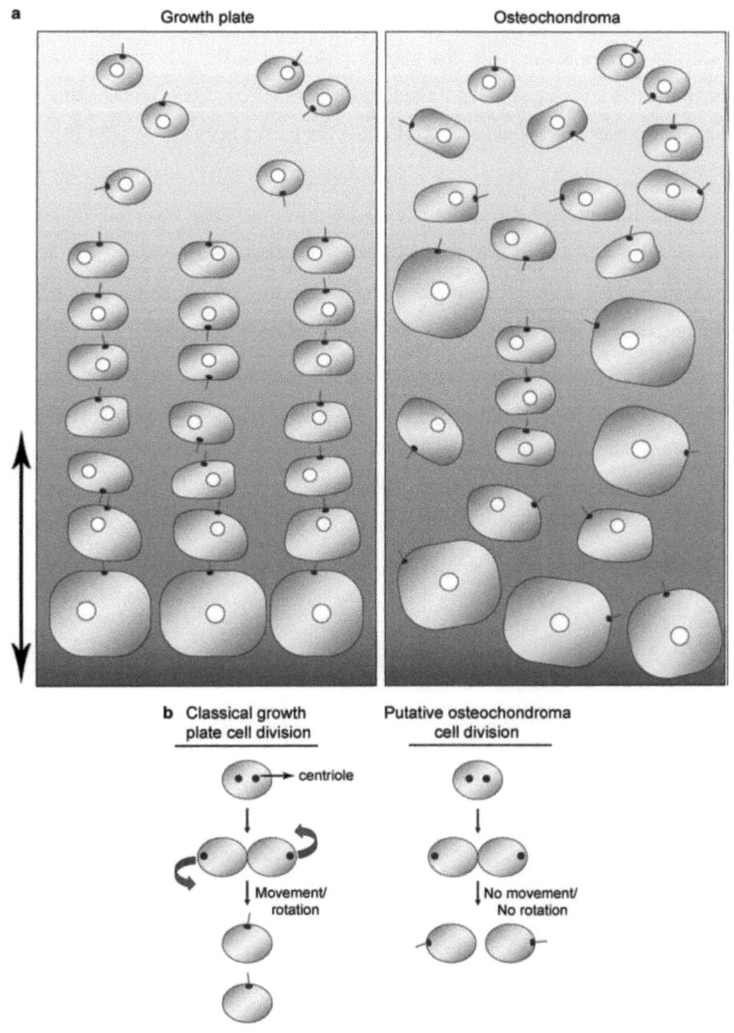

Figure 31 : *Rotation et polarisation des cellules chondrocytaires.* **[18]**

Une fois accomplie, cette organisation en colonnes sera conservée. [19] La présence de cils primaires sur les chondrocytes ne suffit pas, à elle seule, pour l'orientation et la croissance selon l'axe longitudnal de l'os. Mais, ça nécessite, de plus, la présence d'autres morphogènes et molécules (en particulier l'IHH). [18, 20]

En effet, c'est le gradient de concentration de l'IHH, causée par sa diffusion graduelle dans la matrice extracellulaire, qui impose la bonne direction de croissance aux cils primaires. Ceux-ci orientent à leur tour les chondrocytes au sein de la plaque de croissance. [19] Leur alignement au sein de cette plaque est essentiel pour la transduction des signaux et des molécules de signalisation. [21, 22]

Dans l'ostéochondrome, l'orientation, que prennent les cils primaires sur la surface cellulaire des chondrocytes, est aléatoire. Ce qui ne donne pas lieu à l'organisation classique en colonnes des chondrocytes. Cela est approuvé par la structure histologique de ces tumeurs (hamartomes). A par le fait que celle-ci soit similaire à la structure de la plaque de croissance normale, elle est dèsorganisée et non polarisée. (**Figure 32**)

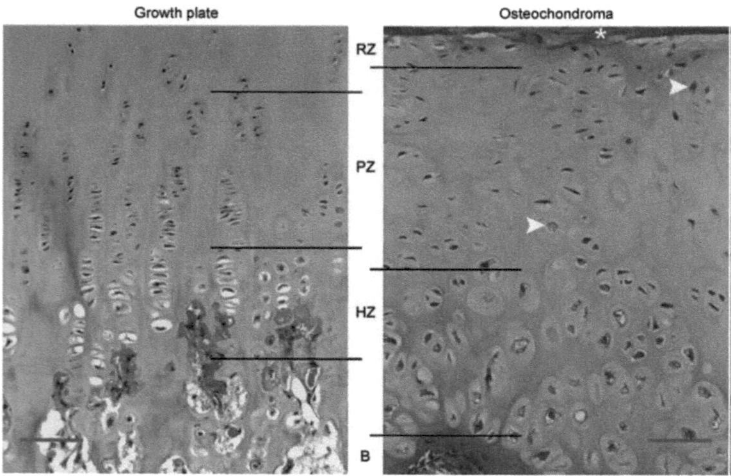

Figure 32 : *Histologie d'une plaque de croissance normale et d'une plaque de croissance d'un os atteint de la maladie exostosante.* [18]
La plaque de croissance est formée par 3 zones. RZ(resting Zone) ou zone de repos, PZ (proliferating zone) ou zone proliférante, HZ(pre/hypertrophic zone) ou zone pre/hypertrophique. Le stade ultime de l'ossification sera l'envahissement de la matrice synthétisée par des des cellules qui synthétisent l'os (B=Bone). On voit bien que la plaque de croissance normale garde une structure en colonne selon l'axe de la croissance de l'os alors que dans l'ostéochondrome, la croissance de l'os est anarchique non polarisée.

En effet, deux études ont démontré que la transplantation de plaque de croissance à 90° de l'axe longitudinal habituel de la croissance peut causer la formation d'exostose[23]. Ce qui soutient l'idée que l'origine de l'ostéochondrome serait un problème d'orientation cellulaire s'ajoutant à l'avantage prolifératif causé par l'IHH. **(Figure 33)**

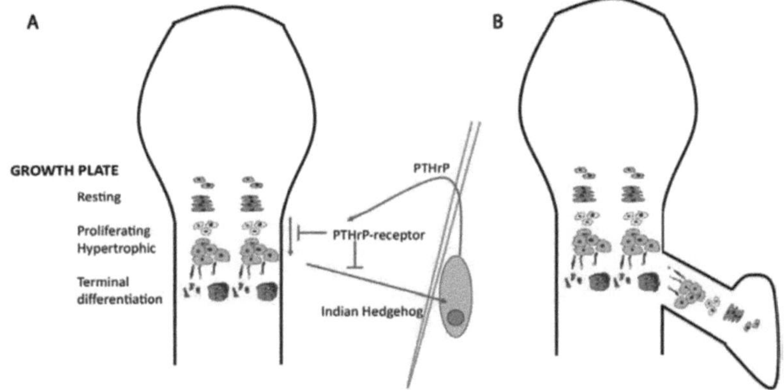

Figure 33 *: Représentation schématique de la plaque de croissance et du développement d'un ostéochondrome* **[24].**
A : Les chondrocytes de la plaque de croissance subissent un processus de différenciation régulé par l'IHH et la PTHrp, qui s'interagissent dans une boucle de feed-back négatif pour réguler cette différenciation.
B : Les mutations des gènes EXT causent des anomalies dans la diffusion de l'IHH, ce qui cause certaines chondrocytes à s'orienter d'une façon différente de l'axe longitudinal de l'os et de proliférer dans cette direction engendrant pour chaque chondrocyte désorientée une exostose.

Pour résumer, une mutation des gènes EXT engendre une déficience des enzymes synthétisant l'Heparane Sulfate, cause de la diffusion importante de l'IHH. Cela supprime le gradient permettant d'orienter les chondrocytes et d'augmenter la concentration de l'IHH au voisinage des cellules cibles leur conférant un avantage prolifératif (sélectif). Donc, la cellule en question perd la bonne direction de multiplication et gagne ainsi un avantage prolifératif (vitesse plus accélérée de mitoses). D'où, résulte la genèse d'un ostéochondrome. **(Figure 33)**

V. FONCTIONS DE L'HEPARANE SULFATE

Les protéoglycanes sont impliquées dans plusieurs processus biologiques. Ces protéines extracellulaires sont couvertes par des sucres tels que l'HS. Toute modification de forme de l'HS modifie sa fonction. [25]

Par exemple, l'HS-PG est indispensable pour une liaison de haute affinité entre FGF (fibroblast Growth factors), IL8, VEGF, Endostatine et leurs récepteurs correspondants. [26]

En effet, l'HS-PG joue un rôle de corécepteur pour plusieurs facteurs de croissance. Elle facilite, en fait, l'action de molécules de signalisation dans la matrice extracellulaire et elle module l'interaction ligand-récepteur. [27]

Il faut noter que la mutation génétique des EXT mène essentiellement à une réduction de l'activité de polymérisation de l'HS. Cela cause, non pas une diminution en nombre d'HS mais plutôt un raccourcissement de la longueur moyenne des chaînes d'HS. Ce raccourcissement a des effets différentiels sur les voies de signalisation. Par exemple, selon Osterholm et al [27], les chaînes courtes d'HS sont capables de faciliter la liaison entre FGF10 et ses récepteurs. Ce qui n'est pas le cas dans la médiation de l'interaction FGF2-récepteur. Selon la mutation génétique EXT, on a une activité enzymatique spécifique qui génère une longueur des chaînes du polymère HS particulière. Cette variabilité donne lieu à un polymorphisme clinique.

Ce polymorphisme clinique nous incite à aborder un des nouveaux thèmes scientifiques concernant la maladie exostosante. C'est non seulement une maladie squelettique, mais aussi un syndrome regroupant plusieurs affections.

En pratique, à chaque mutation correspond une longueur moyenne du polymère HS. Cette longueur détermine les processus biologiques atteints.

Le spectre des manifestations de la mutation des gènes EXT varie entre deux extrêmes. Le minimum est une mutation silencieuse. L'autre extrême est une activité enzymatique nulle, autrement dit une longueur des HS égal à zéro, l'embryon sera donc non viable.

Entre ces deux extrémités et selon la mutation, on peut trouver plusieurs symptômes qui ont été observés depuis longtemps chez des patients atteints de la maladie exostosante sans qu'il y ait une explication claire. On va en citer quelques exemples :

- Hudson freeze a identifié en 2008 **[28]** une condition médicale qu'il a appelé *Protein losing enteropathy* qui consiste en une perte de protéines plasmatiques en raison d'une hyperperméabilité intestinale. Curieusement, l'injection de l'HS a réduit la perméabilité intestinale et la fuite protéique s'est arrêtée. D'autres études faites sur des souris ont confirmé la même constatation. **[29]**

- Stanford et al 2010 **[30]** ont démontré que l'HS a un rôle important dans la réduction de l'athérosclérose en augmentant la clairance des lipoprotéines par Co-réception des endostatines.

- Suite à l'observation d'un nombre élevé de cicatrices chéloïdes postopératoires chez des patients atteints de la maladie exostosante, il a été démontré le rôle d'HS dans la diffusion de facteurs de croissance. Ce rôle est capital dans la cicatrisation. **[31]**

Hosalkar et al ont montré en 2007 que parmi 25 patients opérés pour maladie exostosante, 7 (28%) ont développé une cicatrice chéloïde tandis que parmi 25 autres patients opérés pour exostose solitaire, aucun n'a développé cette complication **[31]**.

En ce qui concerne nos patients, 4 des 16 opérés (25%), ont développé aussi une cicatrice chéloïde. Ce qui est très proche des résultats de Hosalkar et al.

Par ailleurs, le rôle d'HS dans le développement neuronal est bien démontré. **[32-36]** Sur des modèles animaux, on a identifié un rôle dans la spécialisation de certaines structures impliquées dans la voie de connexion axonale du cerveau. On a suggéré que l'HS a un effet sur la connexion synaptique.

Silverman (en 2010) **[37]** et Irie (en 2012) **[38]** ont désactivé les gènes EXT1 dans les neurones post-natals des souris rendant le taux d'HS précaire. Les souris mutantes *knocked out* en EXT 1 ont affiché pratiquement tout le spectre symptomatique de l'autisme : un déficit sociocognitif avec un déficit de l'interaction sociale, des comportements répétitifs et des stéréotypies. Ce qui peut coïncider avec les traits de l'autisme chez les humains dont l'association avec la maladie exostosante a été suggérée **[39-43]**, et comme l'a démontré en 1998 Carlsson et al, l'hypofonctionnement de la neurotransmission glutamergique a été incriminé dans le mécanisme de l'autisme. **[44]** L'analyse biochimique de souris mutantes EXT a montré les mêmes résultats biochimiques avec diminution de la transmission synaptique excitatoire glutamergique. **[37]**

De même, parmi nos patients, on avait le cas de retard mental. Ce qui pourrait s'intégrer dans le syndrome de la maladie exostosante.

Chapitre 2: **GENETIQUE ET PATHOGENIE**

I. VUE D'ENSEMBLE :

La maladie exostosante est génétiquement déterminée, à transmission autosomique dominante. Théoriquement, le risque de transmission de la maladie des sujets atteints à la descendance est de 50%. Un cas isolé dans une famille correspond à une mutation de novo.

A) Gènes responsables :

Des mutations de plusieurs gènes peuvent en être responsables. [45-49] Trois gènes sont reconnus, il s'agit de :

- EXT 1 : localisé sur le chromosome, locus 8q24.1 [50] ;
- EXT 2 : localisé sur le chromosome, locus 11p13 [51] ;
- EXT 3 : localisé sur le bras court du chromosome 19, mais ni sa structure, ni sa position exacte n'ont été reconnues. Son implication dans la maladie exostosante a été suggérée en 1994, mais son vrai rôle reste indéterminé [52].

B) Fonction des gènes :

Les gènes EXT1 et EXT2 codent pour deux protéines de taille et de structure similaires: l'exostosine 1 (EXT1) (746 acides aminés) et l'exostosine 2 (EXT2) (718 acides aminés) qui sont localisées dans le réticulum endoplasmique et participent à la formation d'un complexe hétéro-oligomérique enzymatique à type de glycoprotéines transmembranaires de type II. Ce complexe possède une activité glycosyltransférase impliquée dans la polymérisation de l'HS permettant son élongation en tant que chaîne matricielle. [45, 53-60]

La mutation de ces gènes produit un complexe enzymatique tronqué avec une activité biologique réduite et parfois une perte totale de la fonction. Ce qui engendre des chaînes d'HS courtes dont la structure tridimensionnelle est modifiée. [61]

Dans le dimère enzymatique (EXT1+EXT2), l'activité de la sous-unité EXT1 est plus prédominante que celle d'EXT 2. En effet, en absence du produit du gène EXT1, l'activité glycosyltransférase est nulle même si EXT2 est intacte. Ce qui n'est pas le cas pour l'EXT 1 qui garde une activité enzymatique résiduelle autonome même en absence du produit du gène EXT2. **[62-64]**

Ce qui se manifeste cliniquement par un phénotype plus sévère en cas de mutation du gène EXT1 et un phénotype plus bénin en cas d'atteinte EXT2 isolée.

Cela soulève la problématique de la corrélation génotype-phénotype qu'on abordera en détails ultérieurement. **[62, 65-68]**

C) Synthèse de l'HEPARANE SULFATE

La synthèse de l'Heparane sulfate ne se fait pas de façon isolée. En effet, ce polymère se greffe sur la protéine Core des protéoglycanes. Cette protéine est synthétisée par des ribosomes et transloquée par la suite dans la lumière du réticulum endoplasmique rugueux. **[58]** La glycosylation du Core survient dans l'appareil de Golgi selon un processus enzymatique. Cette glycosylation greffe l'HS, qui est un polysaccharide linéaire hautement sulfaté, sur le Core protéique.

Les sucres sont ajoutés successivement par une série d'enzymes dont les glycoronyltransférases spécifiques. Pour former l'HS, ces enzymes catalysent l'élongation du polymère linéaire en alternant soit le N-acétylglucosamine soit l'acide glucoronique.

[38, 69, 70]

En conséquent, l'Heparane sulfate est attaché de façon covalente à la protéine Core pour former l'Heparane sulfate-Protéoglycane (HS-PG) qui existe à la fois sur la surface cellulaire et dans la matrice extracellulaire. **[71]** **(Figure 34)**

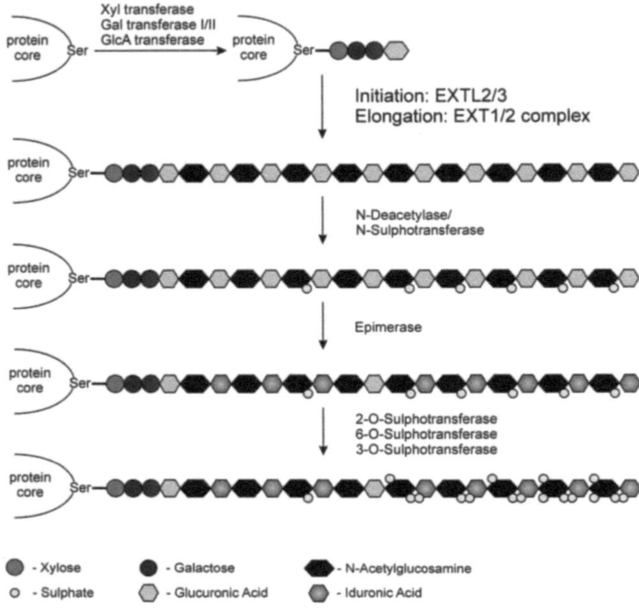

Figure 34 : *Rôle du complexe enzymatique EXT1+EXT2 dans la synthèse de l'HEPARANE SULFATE (HS)* [25]. Les protéines exprimées par les gènes EXT1 et EXT2 forment en partie le complexe enzymatique polymérisant l'HS et permettant ainsi son élongation lorsque l'HS est fixée sur un Core protéique de protéoglycane. Les mutations de ces gènes vont provoquer des chaînes d'HS courtes ayant une fonction anormale, ce qui interfère avec plusieurs processus de signalisation et de différenciation cellulaire.

II. EPIDEMIOLOGIE GENETIQUE:

L'analyse des données épidémiologiques et génétiques a permis d'estimer les proportions correspondantes des gènes responsables de la maladie exostosante. En effet, la distribution des gènes mutés impliquant la maladie dépend de la race.

La quasi-majorité des études se sont mis d'accord sur le fait que la maladie exostosante est plus associée aux mutations EXT1 qu'EXT 2 avec des proportions différentes selon la race. **(Tableau XI)**

Tableau XI : *Etude du ratio EXT1 : EXT2 dans différentes séries*			
Auteurs	**Année**	**Pays/Région**	**Ratio EXT1 : EXT2**
Wuyts et al **[59]**	1996	Moyen orient	1 : 1
Philippe et al **[47]**	1997	Angleterre	2,5 : 1
Xu et al **[311]**	1998	Chine	7 : 1
Seki et al **[312]**	2001	Japon	3 : 1
Alvarez et al **[91]**	2003	Canada	3 : 5
Porter et al **[67]**	2004	Angleterre	1 : 1
Jennes et al **[61]**	2009	Belgique	2 : 1
Pedrini et al **[72]**	2011	Italie	2,6 : 1

En 2011, et dans une étude multicentrique faite en Europe sur 529 patients, Pedrini et al **[72]** ont identifié :

- Dans 65% des cas une mutation EXT1 ;
- Dans 25% des cas une mutation EXT2 ;
- Dans les 10% restants, ils n'ont pas pu identifier une mutation de ces deux gènes.

Ce qui concorde avec d'autres études dont celle conduite par Porter et al en 2004. **[67]**

Alors, les mutations EXT1 sont responsables de la moitié des cas de la maladie exostosante, EXT2 de l'un tiers. Dans le reste de cas, une ou plusieurs mutations (EXT3 et autres) peuvent en être responsables mais elles ne sont pas non encore cartographiées. **[45, 47, 50, 59, 62, 63, 67, 73]**

III. MODELE GENETIQUE DE LA MALADIE:

A)   Modèle de KNUDSON :

Plusieurs études se sont intéressées à développer un modèle génétique de la maladie exostosante en manipulant les gènes EXT chez des souris.

On a démontré que l'élimination des 2 copies de 2 gènes EXT1 et EXT2 cause la mort des souris. Donc, ces gènes sont vitaux.

Une question s'impose : étant donné que cette maladie est génétiquement déterminée et que toutes les cellules partagent le même génome, pourquoi y a-t-il des os épargnés de toutes exostoses chez un patient atteint de la maladie exostosante?

Pour répondre à cette question, on va développer le modèle de KNUDSON dit *TWO-HIT MODEL* énoncé par Carl Nordling en 1953 et développé par Alfred Knudson en 1971. [74]

Ce modèle est destiné à expliquer la survenue fréquente de rétinoblastome bilatéral (50%). En effet, un allèle du gène responsable est déjà inactif à cause d'une mutation préexistante congénitale *(first hit)* et une 2ème mutation du 2ème allèle du gène anti-oncogène survient au fil des années inactivant son expression *(second hit)*. Ce qui provoque le développement d'une tumeur. Cette inactivation du 2ème allèle peut toucher les deux yeux (rétinoblastome bilatéral) ou le même œil dans plusieurs localisations (multifocal).

Il a été démontré que les ostéochondromes multiples et solitaires répondent au modèle *TWO-HIT* de Knudson. [75, 77]

En 2009, les travaux de Jones et al [77] ont démontré que l'origine de la tumeur est une cellule de la plaque de croissance. Ce qui est très logique, car ces cellules sont le siège d'un *turn over* important – surtout au niveau des os longs à potentiel de croissance important (nombre de mitoses élevé) – Ce qui les rend vulnérables à acquérir une 2ème mutation inactivatrice de l'allèle du gène EXT en question. Cette 2ème inactivation s'appelle « perte de l'hétérozygotie ». Cela explique pourquoi les os de localisation « près du genou, loin du coude » sont les plus atteints par les exostoses *(turn over élevé)*. [78-81]

La perte de l'hétérozygotie implique une chute de l'activité enzymatique EXT1/2 au-dessous d'un seuil critique, ce qui raccourcit la longueur moyenne des chaînes de l'HS. Une expérience innovante faite aux USA en 2011 par Zak et al [71] approuve ces résultats. On a pu créer une souris double hétérozygote à la fois EXT1$^{+/-}$ et EXT2$^{+/-}$, ce qui a causé des exostoses multiples dans presque tous les os. Donc, il n'est pas nécessaire d'avoir une activité enzymatique nulle pour développer la maladie exostosante, mais il faut un seuil minimal.

Avec la théorie de la perte de l'hétérozygotie, on peut s'attendre à ce que toutes les cellules des exostoses présentent un génotype EXT$^{-/-}$ (avec double inactivation de l'EXT). Cependant, il y a une absence de la perte de l'hétérozygotie dans une proportion importante d'ostéochondromes, ce qui remet cette théorie en question.

Pedrini et al [61] ont trouvé qu'uniquement 14% des ostéochondromes répondent à cette théorie, le même cas pour 63% des ostéochondromes analysés par Reijenders et al [82].

Jones et al [77] ont donné une explication plausible en utilisant une technique innovante combinant histochimie et microdissection au Laser. Ce qui a permis d'isoler l'ADN clonal d'une seule cellule. Ils ont démontré que le cap cartilagineux des ostéochondromes est en mosaïque. Ce mosaïcisme cellulaire se traduit par la coexistence, dans la tumeur, de cellules EXT$^{+/-}$ et EXT$^{-/-}$. [82]

Les cellules ayant des gènes EXT encore fonctionnels participent à l'ostéochondrome. Ces tumeurs sont des vraies néoplasies monoclonales. En fait, les cellules EXT$^{-/-}$ ont besoin pour survivre des cellules EXT$^{+/-}$ comme stroma. Ces cellules stromales produisent l'HS nécessaire à la survie des cellules EXT$^{-/-}$.

Dans le cas contraire, et si la tumeur est formée exclusivement de cellules EXT$^{-/-}$, ces cellules monoclonales vont mourir, car elles ont besoin d'un seuil minimal d'HS. [83]

On peut extrapoler le modèle de Knudson pour étudier la complication la plus grave de la maladie exostosante qui est la transformation maligne en chondrosarcome. On sait que l'inactivation des gènes EXT n'est pas suffisante pour causer une dégénérescence de la tumeur.

En effet, il est généralement admis que des phénomènes mutationnels génétiques supplémentaires sont nécessaires pour avoir une transformation maligne et que plus il y a des mutations, plus on a un grade histologique plus grave. Ces mutations doivent toucher des gènes anti-oncogènes qui régulent le cycle cellulaire (Rb, p53 etc.). [77, 84, 85] (Figures 35 et 36)

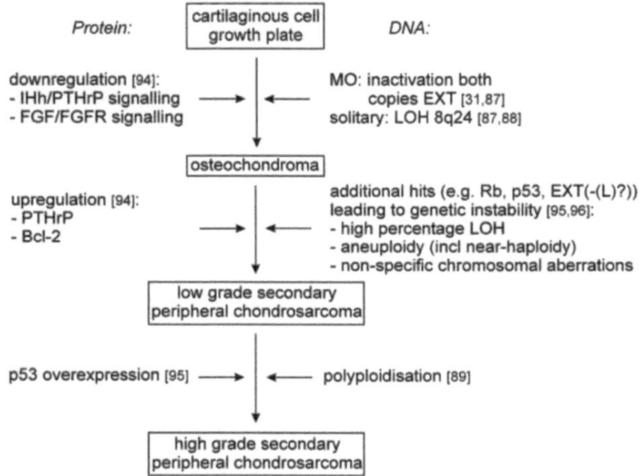

Figure35 *:Tumorogenèse:De l'ostéochondrome au chondrosarcome***[87]**

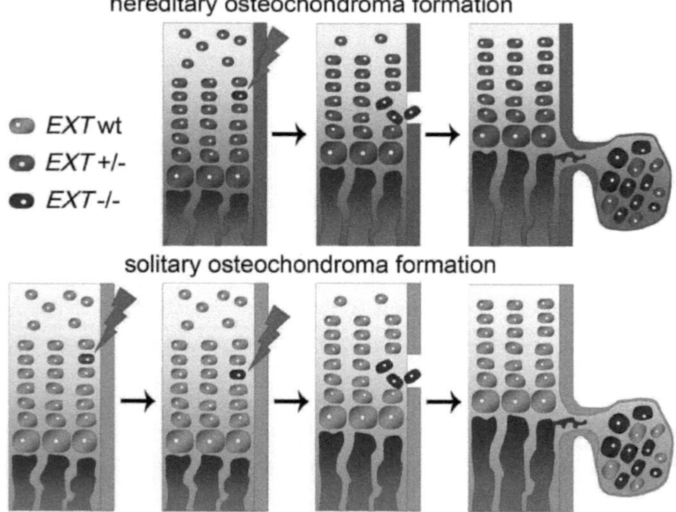

Figure 36 *: Modèle pour la formation d'ostéochondrome dans la maladie exostosante et l'ostéochondrome solitaire.* **[86]** Dans les deux cas, le modèle de KNUDSON s'applique. Dans l'exostose solitaire, il faut deux « hits » somatiques acquis pour la formation d'une exostose. Dans la maladie exostosante, le premier « hit » est déjà préexistant congénital : hérité ou de novo), le deuxième « hit » fait perdre l'hétérozygotie EXT[+/-] pour avoir EXT[-/-]. L'ostéochondrome formé est en mosaïque.

IV. CORRELATION GENOTYPE-PHENOTYPE

La maladie exostosante est d'origine génétique. Le gène muté en question peut être EXT1, EXT2 ou d'autres gènes (EXT3 surtout). Uniquement les gènes EXT1 et EXT2 ont été cartographiées.

Plusieurs études s'accordent que les mutations EXT1 sont les plus graves. Il a été rapporté que les mutations EXT1 sont corrélées à :

- Une maladie plus précoce ;
- Une maladie plus sévère ;
- Un plus grand nombre d'exostoses ;
- Des localisations vertébrales des exostoses ;
- Une taille plus petite des malades ;
- Des déformations osseuses des extrémités plus fréquentes et plus graves ;
- Une implication plus importante du pelvis avec risque plus accru de dégénérescence.

Il a été noté que 80% des formes sévères sont EXT1, et que les patients n'ayant ni des mutations EXT1 ni EXT2 ont les formes les moins graves. **[49, 62, 65-68, 72, 88]**

Cela est prévisible, car l'activité enzymatique d'EXT1 est plus élevée physiologiquement que celle d'EXT2 et qu'en absence d'EXT1 normal, l'activité enzymatique du complexe enzymatique EXT1/EXT2 est très basse, alors que c'est pas le cas en l'absence d'EXT2 normal où le complexe enzymatique garde une activité enzymatique résiduelle autonome EXT1. **[62-64, 89]**

Un autre point est à discuter, celui de la corrélation entre le genre (féminin ou masculin) des patients et la sévérité du phénotype. En effet, il est généralement admis que les formes les plus sévères de la maladie affectent notamment les hommes. Dans l'étude Pedrini **[72]** portant sur 529 patients, deux-tiers de formes sévères ont touché les hommes et un tiers ont affecté les femmes, et c'est indépendant du type de la mutation ou du gène muté.

Pour expliquer l'atteinte plus sévère du sexe masculin, on a plusieurs hypothèses :

- Qu'il y aurait des facteurs hormonaux ou bien des gènes liés à l'X modulant et influant l'expression des gènes EXT ou leurs conséquences ;
- Que la soudure plus tardive du cartilage de croissance chez les mâles prolongerait les effets négatifs des protéines mutées des gènes EXT.

En matière de gravité de la maladie et en considérant les paramètres préalablement cités les études dressent des niveaux de prédiction de sévérité **[72, 91]**:

EXT1 mâle > EXT2 mâle > EXT1 femelle > EXT2 femelle > NoEXT1/2 mâle > NoEXT1/2 femelle

Donc, c'est très évident que le génotype affecte le phénotype. Dans une étude génétique **[72]** faite en 2011 sur 529 patients atteints de la maladie exostosante, Elena Pedrini et al ont trouvé que les types de mutations génétiques variaient énormément :

- 37,3% des mutations trouvées étaient à type de «*Frame Shift*» (insertion ou délétion de nucléotides qui n'est pas multiple de trois, ce qui modifie le *frame*, autrement le cadre de lecture et entraine une protéine modifiée);
- 29,1% des mutations étaient «*Non Sense*» (c'est-à-dire causant un codon *STOP* prématuré, ce qui produit une protéine tronquée) ;
- 15,7% des mutations étaient des «*Missense*» (c'est-à-dire une mutation ponctuelle dans laquelle un nucléotide d'un codon est changé induisant uniquement le changement d'un acide aminé) ;
- 14% des mutations trouvées chez les 529 patients étaient de type « *Splice site* » (ces mutations à type de délétion, insertion ou changement causent une modification de l'intron du gène, ce qui change le site de l'épissage post transcriptionnel de l'ARN messager précurseur en ARN messager mature. Il en résulte une autre protéine par des introns qui deviennent exons) ;
- Le reste des patients (<4%) avaient d'autres types de mutation très minoritaires.

L'équipe de Pedrini a trouvé que les mutations qui s'associent aux phénotypes les plus sévères étaient les *«frame shift»* et les *«non sense»*. Cette équipe a trouvé qu'il n'y a pas une corrélation entre la taille de la délétion et la sévérité du phénotype.

En 2004, Porter et al **[67]** ont démontré que dans la même famille et pour la même mutation, la sévérité de la maladie varie largement. Par exemple, dans une famille, ils ont trouvé que le nombre des exostoses varie de 10 à 110.

On peut conclure qu'à la même mutation, correspond une variabilité phénotypique énorme. Cela rend imprévisible l'évolution de la maladie. On peut expliquer en partie cette constatation par l'existence d'autres gènes et facteurs modifiant l'expression des gènes EXT1/2 et leur activité enzymatique.

V. CONSEIL GENETIQUE:

La maladie exostosante est une maladie génétiquement déterminée. Elle peut être héréditaire (héritée de l'un des parents) ou de novo (pas de cas similaires préexistants dans la famille). Dans le cas héréditaire, il est largement admis que la maladie exostosante est définie par un mode de transmission autosomique dominant. Donc, un sujet atteint présente le risque 50% de transmettre la maladie a ses enfants quels que soient leurs sexes.

En effet, certains auteurs ont rapporté des cas de sauts de générations dans la maladie exostosante. Ce qui n'est pas compatible avec le mode autosomique dominant. [92-95]

Cela s'explique par une pénétrance incomplète de la maladie. Les études sont d'accord sur le fait que la pénétrance de la maladie est de 96%. (min : 93% →max : 99%). [82, 94, 96, 97]

Schmale et al [98] l'ont estimé à 96%, ce qui explique que 4% ayant un génotype malade n'ont pas un phénotype malade. Ces sujets porteurs sains de la mutation peuvent la transmettre à leurs descendances avec un risque de 50% et qu'il peut y avoir ce saut de génération. Certaines études évoquent que la pénétrance de la maladie est réellement de 100%, mais que 4% des cas ne présentent que des manifestations minimes de la maladie presque indétectables que par des explorations radiologiques poussées, c'est pour cela, ils apparaissent indemnes. [46-50, 99-101]

Dans notre série de 17 patients, la pénétrance est 100%, car il n'y a pas un saut de génération. Tout cela est très important lors d'un conseil génétique. Si après l'âge de 12 ans, un individu qui avait le risque 50% d'être malade (car l'un des parents est malade) est encore apparemment sain, il peut être soit un porteur sain (2%), soit indemne des mutations (98%) et qu'il a un risque théorique de transmettre le gène malade (s'il est porteur sain) de 1% à chaque descendant.[1] [98]

Un diagnostic prénatal est possible et a été déjà fait en Chine en 2011 à 18 Semaines d'aménorrhée par amniocentèse. Le test était positif (le fœtus avait la mutation) et l'issue de la grossesse n'était pas indiquée dans l'étude (interruption de la

---

[1] La probabilité pour qu'il soit porteur sain est égale à la probabilité qu'il ait reçu le gène malade de l'un des parents qui est 50%, multipliée par la probabilité de ne pas pénétrer la maladie qui est 4% (100-96=4%) , ce qui nous donne 50% × 4%=2%).

grossesse ou bien sa poursuite). **[102]** Un test génétique préimplantatoire est en pratique faisable mais non encore pratiqué.

Ce qui soulève un problème éthique, celui d'avorter la conception pour cette raison et pour une maladie compatible avec une vie plus ou moins normale dans la majorité des cas.

Chapitre 3: CRITIQUES DE L'ETUDE

Etant seulement 17 patients, l'effectif de l'étude était son principal point faible.

A part le faible effectif, il existe un biais de sélection très significatif. En effet, la population étudiée représente des cas hospitalisés et opérés. Cet échantillon de malades n'est pas représentatif de l'ensemble des malades, car il existe d'autres malades suivis à la consultation externe sans être hospitalisés ni opérés. Par ailleurs, il existe des patients pauci-symptomatiques qui n'ont jamais consulté. Pour que cette étude soit non biaisée, il faut la mener sur une population générale. **(Figure 37)**

D'autre part, ce faible effectif n'a pas répondu aux tests statistiques de normalité puisque la distribution des variables n'est pas gaussienne (symétrique). Ce qui nous a obligés à effectuer des tests statistiques non paramétriques pour faire l'étude des corrélations entre ces variables. Les tests non paramétriques ne sont pas aussi fiables et authentiques que les tests paramétriques (qui ne sont applicables que si la distribution est gaussienne, c'est à dire symétrique).

Pour rendre l'examen clinico-radiologique plus exploitable et plus objectif, il faut théoriquement appeler les patients et les revoir un à un avec un protocole clinique et radiologique précis, fait par un clinicien expérimenté et des clichés radiologiques pris par un technicien avisé, avec des conditions de prise des clichés bien précises. Ce qui n'a pas été fait pour des raisons purement logistiques et éthiques, car faire une étude radiologique complète des patients s'avère couteux et porte théoriquement le risque de provoquer la dégénérescence du fait de l'irradiation.

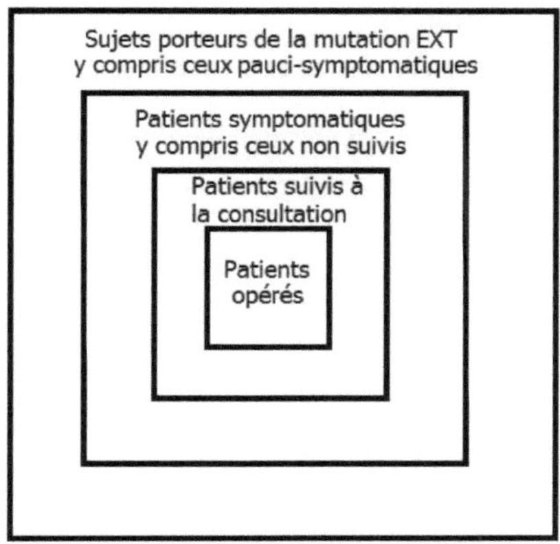

Figure 37 : *Représentation du biais de sélection de notre étude.* Notre étude s'est intéressée uniquement aux « patients opérés » et ça constitue un biais de sélection.

Des difficultés ont été rencontrées lors de la revue des dossiers, certaines données manquaient. Par exemple :

- On n'a pas pu dresser des arbres généalogiques pour les patients ;
- L'âge de diagnostic était parfois difficile à préciser et il manquait dans le cas de 2 patients ;
- La taille des patients était précisée uniquement pour 7 patients parmi 17 ;
- Plusieurs calculs d'angles cliniques ne figuraient pas dans les dossiers, et si ces calculs existaient, ils pourraient être imprécis voire erronés, car non forcément pris par un seul clinicien expérimenté dans des bonnes conditions.

Ainsi, les clichés radiologiques étaient souvent incomplets ne permettant pas de mesurer les angles radiologiques. Par exemple, au début, on a voulu faire une étude radiométrique sur le membre supérieur (calcul de l'incurvation radiale, du raccourcissement ulnaire etc.), mais le nombre de clichés qui pouvaient permettre cette étude était très insuffisant (2 clichés). Par ailleurs, un patient a été éliminé de l'étude radiométrique, car il n'avait pas des clichés après l'âge de 10 ans. (Avant l'âge de 10 ans les axes osseux sont très différents de ceux de l'adulte).

Pour les autres mensurations radiométriques, on a eu certaines difficultés notamment avec les genoux, car la méthode standard pour préciser l'alignement du genou (genu valgum ou genu varum) consiste à tracer la ligne qui joint le centre de la tête fémorale au centre de la cheville en précisant la position du centre du genou.

Mais malheureusement, on ne dispose pas de ces clichés télémétriques qui permettent cette mesure, donc on a utilisé une autre méthode qui serait moins précise et moins standardisée. **(Figure 38)**

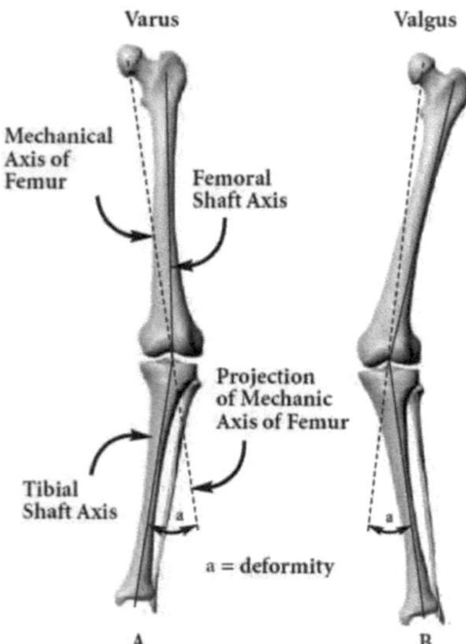

Figure 38 : la mesure standardisée des déformations axiales du genou. [103]

Les mesures radiométriques ont été faites à plusieurs reprises pour éliminer toutes imprécisions. Ces mesures ont été réalisées par un traçage des repères à l'aide d'un logiciel conçu pour cet objectif (SANTE DICOM editor). Cependant, et puisque ce n'est qu'un travail humain, rien n'empêche la survenue d'erreurs de mesure. Parfois, les clichés radiologiques étaient très mal pris, ce qui empêchait de prendre des mesures correctes. (Pas de clichés strictement de face par exemple, des mal-rotations etc.). Ce qui incite à envisager de refaire l'étude avec des protocoles radiologiques plus précis, ce qui pourrait être très coûteux. D'où une insuffisance capitale de l'étude.

Dans quelques clichés, et pour déterminer quelques angles (notamment l'ACET), il faut tracer la verticale, ce qui n'était pas toujours possible, car les repères pouvaient être absents, ce qui a rendu la tâche encore plus difficile et nous a poussé parfois à faire des approximations de la verticale.

Pour le dénombrement exhaustif des exostoses, il faut compter sur la tomodensitométrie. Mais, dans la majorité des cas, on avait uniquement des clichés standards. Ces clichés pourraient sous-estimer le nombre d'exostoses et ne permettraient pas d'explorer correctement plusieurs secteurs tels que le rachis, les os plats etc. Dans la majorité des cas, ces clichés n'étaient pas pris dans deux incidences orthogonales, mais souvent on n'avait qu'un seul cliché de face. Au niveau de la cheville particulièrement, cela n'a permis ni de distinguer les exostoses antérieures des exostoses postérieures, ni de vérifier si une exostose était fibulaire ou tibiale lorsqu'il s'agissait d'une synostose de ces deux os.

Puisque les membres avaient plusieurs anomalies d'axe, on ne pouvait pas avoir toutes les articulations de face, ce qui a pu engendrer des erreurs de mesure. D'ailleurs, les mesures angulaires et axiales des membres peuvent varier si on modifie l'angle de prise de la radiographie.

Certaines mesures ont été difficiles à réaliser du fait de la présence d'exostoses. Au niveau de la hanche, la localisation du centre de la tête fémorale pouvait être imprécise, ce qui modifierait l'ACET. La mesure la plus difficile à effectuer était celle de l'ACD. En effet, du fait de la présence d'exostoses et de l'élargissement métaphysaire du col fémoral, l'axe cervical était difficile à préciser. Une autre source d'erreur de mesure de l'ACD était l'antéversion exagérée du col, ce qui peut modifier l'aspect du col dans un cliché de face et augmenter faussement l'ACD.

Au niveau du genou, il existe également de nombreuses sources d'erreurs radiométriques. Pour la mesure de l'AFT, l'axe du fémur et celui du tibia pourraient être difficiles à évaluer du fait de la présence d'exostoses. La ligne bicondylienne, prise comme référence pour la mesure de l'AMDT et de l'AMDF, pourrait être faussée si le cliché du genou n'était pas de face.

Au niveau de la cheville, la mesure de l'angle du talus était imprécise du faite que l'axe du tibia était difficile à tracer.

Finalement, les radiographies ne permettent de mesurer ni la taille des exostoses, ni leurs volumes. On n'a pas pu donc étudier la corrélation entre le volume des exostoses en cm³ et les anomalies axiales et angulaires. Malheureusement, sur les clichés radiologiques manquait une échelle centimétrique pour faire des mesures précises des distances (longueurs des os, distance interosseuse etc.) qui auraient pu enrichir l'étude et la discussion.

Chapitre 4 : DISCUSSION DES RESULTATS

I. EPIDEMIOLOGIE:

A)   Fréquence:

La fréquence de la maladie exostosante reste imprécise. Cette fréquence est souvent sous-estimée, car dans plusieurs cas, l'affection est pauci-symptomatique sinon infra-clinique. Cette maladie peut aussi prêter à confusion avec d'autres maladies osseuses.

L'étude la plus sérieuse et la plus exhaustive évaluant la fréquence de la maladie a été menée par Gregory Schmale et al [98] en 1994 aux USA. Elle a estimé la prévalence à 1 cas pour 50000 dans la population générale de l'état de Washington.

Cependant, la prévalence chez les caucasiens a été estimée entre 0,9 et 2 individus pour 100000. Une prévalence élevée a été trouvée dans des communautés isolées, comme la communauté Chamorros de Guam (1/1000) et la communauté indienne Ojibway de Pauingassi à Manitoba au Canada (1,3%). [92, 98, 104-108]

Une étude faite dans notre service en 2010, intitulée « épidémiologie des tumeurs osseuses primitives à propos de 500 cas » [109] sur une période de 19 ans (entre 1991 et 2009), a estimé une fréquence d'ostéochondromes solitaires de 148 sur 386 cas hospitalisés pour tumeurs osseuses primitives bénignes (38,3%) et d'ostéochondromes multiples de 20/386 (5,2%) donc, un ratio de 7,4 cas «solitaire» hospitalisés pour 1 cas «multiples».

La fréquence des cas solitaires est d'environ 40% des tumeurs osseuses primitives bénignes dans la littérature, ce qui est proche de 38,3%, précédemment cité. [110]

Dans notre service, entre 2000 et 2013 (c'est-à-dire la période qui concerne notre étude), 157 cas d'exostoses solitaires ont été traitées contre 23 cas d'exostoses multiples soit un ratio de 1 « solitaire » pour 6,82 « multiple ».

La fréquence de la maladie exostosante est d'environ une forme « multiple » pour 9 cas d'exostoses solitaires dans la littérature. **[110-112]** Ce qui ne diffère pas trop de 7,4 et de 6,82 retrouvés dans notre service. Le fait que l'étude a porté uniquement sur des cas hospitalisés est peu indicatif.

B)   Genre :

En théorie, une maladie héréditaire autosomique dominante a un risque de transmission de 50% vers la descendance indépendamment du sexe. Mais, en pratique, le risque d'avoir une maladie <u>symptomatique</u> chez les enfants si l'un des parents est atteint, est de 49% pour les femelles et de 57% pour les mâles. **[98]**

Les premières études ont trouvé que la maladie touche électivement les hommes plutôt que les femmes. **[93, 94, 113, 114]**

Dans notre étude, on a trouvé une prédominance masculine nette de 70,6% et une minorité féminine de 29,4% avec un Sex-ratio de 2,4.

Cependant, il a été retrouvé dans une communauté indienne autochtone du nord d'Ojibwaya à Manitoba au Canada avec une prédominance féminine de 60%. **[104]**

Mais, les études les plus récentes n'ont pas trouvé une prédominance nette de l'un des deux genres. **[95, 98, 100]**

En effet, la disparité entre les deux sexes et cette transmission qui paraît différentielle entre les deux genres sont expliquées par la sévérité de la maladie chez les mâles par rapport aux femelles. Donc, les cas pauci- voire asymptomatiques sont surtout femelles, alors que les cas sévères sont surtout mâles. Ces cas-là nécessiteraient une hospitalisation et une opération et sont alors plus recensés.

D'où, la différence, entre les deux sexes, de la pénétrance de la maladie dans la descendance, qui est presque de 100% chez les mâles et de 95% chez les femelles. **[98, 115]**

Par exemple, Alvarez et al **[65]** ont étudié en 2006 la moyenne du nombre d'exostoses par rapport au genre et ont retrouvé que les femelles avaient en moyenne 18 lésions alors que les mâles en avaient 30.

Dans notre série, la moyenne du nombre d'exostoses par personne chez les mâles était supérieure à celle des femelles (22>19).

Schmale et al **[98]** ont étudié en 1994 selon une échelle fonctionnelle la sévérité de la maladie dans les deux genres. Ils ont trouvé que 42% des hommes et 67% des femmes avaient une forme peu sévère de la maladie d'où, une fonction locomotrice peu atteinte. Le reste, c'est-à-dire 58% des hommes et 33% des femmes avaient une forme sévère qui se manifeste par un niveau fonctionnel pauvre.

C)　　Hérédité :

L'origine génétique de la maladie est indiscutable. La mutation responsable peut être soit héréditaire donc héritée de l'un des parents sous le mode autosomique dominant, soit de novo, c'est-à-dire survenant chez un cas index sans antécédents familiaux de cette maladie.

On a retrouvé dans la littérature la notion de caractère héréditaire et familial dans les deux tiers des cas en moyenne. Cette fréquence varie, selon les études, entre 60 et 90%. **[6, 66, 94, 98, 116-122]**

De même, dans notre série, cette fréquence était de 70,59% contre 29,4% des cas « *de novo* ».

D)　　Origine géographique :

La maladie exostosante est une maladie ancienne. En effet, ont été trouvés plusieurs squelettes datant de milliers d'années et qui portaient les stigmates de cette maladie, dont le plus ancien retrouvé en Jordanie (1700 avant Jésus Christ). Les autres squelettes étaient répartis géographiquement en plusieurs endroits(Suède 1250 apr.J.-C., Canada 1410 apr. J.-C., Angleterre 300 apr. J.-C., Irlande, Jordanie, Pologne). **[123]** C'est qui est plus intrigant le fait que des paléontologues ont trouvé des fossiles de dinosaures de différentes espèces qui avaient plusieurs exostoses et datant d'une centaine de millions d'années **[310]**.

Cela atteste que cette maladie est très ancienne et touche toutes les ethnies. Il faut noter qu'il existe quelques foyers sporadiques de forte prévalence.

La communauté indienne Ojibway de Pauingassi à Manitoba affiche la plus haute prévalence au monde, avec 1,3% de la population est atteinte. **[104]**

E)   Niveau et capacités scolaires:

Dans une étude menée sur 293 patients atteints de la maladie exostosante, Sandra Darilek et al **[124]** ont montré, en 2005, que 50% de leurs patients avaient des problèmes scolaires. On cite en particulier les problèmes liés à l'éducation physique, à l'écriture, à l'informatique et à l'apprentissage de nouvelles connaissances. Goud et al ont trouvé un pourcentage similaire de 53%. **[125]**

Mais, reste à savoir, si les conséquences observées sur les capacités d'assimilation sont dues directement aux effets de la maladie sur le cerveau ou bien secondaires au handicap physique et ses répercussions (douleurs, gêne fonctionnelle, gêne sociale etc.) .

Dans notre étude, 3 parmi 6 des patients interrogés téléphoniquement (50%) présentaient des difficultés scolaires. Un autre patient non interrogé présentait un retard mental jugé léger avec une légère dysmorphie faciale : basse implantation des cheveux.

Ce qui peut évoquer un lien de causalité entre la mutation EXT et les circuits neuronaux qu'on a déjà discutée.

Par ailleurs, plusieurs auteurs ont remarqué la forte prévalence d'autisme dans la maladie exostosante. Cela a été expliqué, entre autres, par le rôle de l'HS dans la spécialisation de certaines structures de la voie de connexion synaptique du cerveau notamment glutamergique dont l'hypofonctionnement est incriminé dans l'autisme. **[37, 38, 44]**

Ces données pourraient suggérer que le cas de retard mental et les difficultés scolaires notées dans 50% des cas sont directement liés à la mutation EXT et au déficit HS.

II. DIAGNOSTIC POSITIF :

A) Clinique :

1) Circonstances de la découverte :

Les circonstances qui révèlent la maladie sont très variées. Souvent, c'est la constatation par les parents d'une tuméfaction dure indolore para-articulaire, limitant un peu la mobilité qui attire l'attention. Habituellement, c'est proche du genou, du coude ou du poignet. Cette notion est retrouvée chez la plupart des patients dans la littérature.

Par ailleurs, ce sont parfois les déformations progressives d'un segment osseux, d'un membre ou d'une articulation tels qu'un genu valgum, une coxa-valga, un pied bot, une incurvation de l'avant-bras, qui font révéler la maladie.

Enfin, plus rarement, c'est à l'occasion d'autres complications que se manifeste la maladie : manifestations inflammatoires, compressions vasculaires, nerveuses ou viscérales, limitations importantes de certains mouvements articulaires, une insuffisance staturale et des signes de dégénérescence.

Dans les cas pauci- voire asymptomatiques, la découverte serait fortuite suite à un examen explorant un traumatisme osseux ou dans le cadre d'une enquête familiale à la recherche de membres atteints **[110, 113, 126, 127]**

Une circonstance de découverte inhabituelle a été rapportée en 2009 à l'hôpital Fattouma Bourguiba à Monastir. Il s'agit d'un patient âgé de 29 ans qui a consulté pour des douleurs du pénis lors des rapports sexuels. Les explorations ont identifié la cause était une exostose de la branche pubienne supérieure gauche en relation avec la maladie exostosante. Les symptômes se sont disparus après exérèse chirurgicale de l'exostose. **[128]**

En ce qui concerne notre série, nos résultats n'ont rien de surprenant. En effet, uniquement un seul cas (5,88%) a été découvert par ses parents suite à la constatation d'une complication qui était la déformation en varus des 2 os de la jambe (patiente N°12). Le reste des patients (94,11%) répondaient à la circonstance de découverte classique qui est la constatation d'une tuméfaction dure proche des articulations. Dans 75% des cas, c'était le genou et dans 25%, c'étaient d'autres articulations (rachis, hanche, omoplate etc.).

2)   Age de la découverte :

Les exostoses se développent peu après la naissance et continuent à croître jusqu'à la maturité osseuse. [129] Après la fermeture du cartilage de croissance, les exostoses peuvent rarement augmenter de taille. [94, 115]

Uniquement 5% des enfants ont des lésions décelables à la naissance. Schmale et al ont démontré en 1994 que la pénétrance de la maladie est de 50% à l'âge de 3 ans et demi et elle est presque de 100% à l'âge de 12 ans. [59, 98, 104, 130] Donc, la recherche de lésions dans la fratrie dans le cadre d'une enquête familiale doit se faire de préférence vers l'âge de 10-12 ans.

Dans l'étude de Schmale, [98] l'âge médian de la découverte de la maladie était 4 ans et il n'y avait pas une différence significative entre l'âge de début entre les deux sexes.

Dans notre série, tous les cas ont été découverts avant l'âge de 10 ans (Extrêmes 1→10 ans) avec une moyenne de 5,2 ans et une médiane de 4 ans, comparables aux résultats de Schmale et al en 1994. Deux tiers des patients avaient leur maladie découverte avant l'âge de 5 ans.

La maladie est plus précocement découverte si elle est héréditaire puisque les parents se connaissant porteurs d'exostoses palpent systématiquement leurs enfants à la recherche d'éventuelles tuméfactions osseuses.

3)   Signes fonctionnels :

(a)   Gêne fonctionnelle globale :

La gêne fonctionnelle au cours de la maladie exostosante est constante, ce qui entrave la qualité de vie des patients même après traitement. [131]

Dans notre série, tous les patients interrogés avaient un certain degré de gêne fonctionnelle, aux activités quotidiennes et professionnelles, et aucun d'entre eux n'a jamais pratiqué un sport.

Dans une étude faite en 2012 par Goud et al aux Pays-Bas sur 283 patients [125], 46% des patients ont dû arrêter toute activité sportive à cause des symptômes de la maladie.

Cela atteste de l'impact fonctionnel de la maladie exostosante qui n'est pas souvent pris en considération par les cliniciens.

(b)   Douleurs :

La douleur au cours de cette maladie peut être très gênante. Des douleurs ont été expérimentées par 84% de patients dans le cadre de l'étude Sandra Darilek et al [124], et par 83% de patients de Goud et al [125].

Dans notre série, 83,33% des patients avaient des douleurs. Ce qui est comparable aux deux études précédemment citées. Dans notre étude aussi, on a trouvé qu'un tiers des patients ont quotidiennement des douleurs alors que c'est le cas de 45% dans l'étude Darilek et al [124].

Dans la même étude de Darilek, 88% des patients qui avaient des douleurs ont utilisé des médicaments pour les calmer contre 20% dans notre étude. Ce faible recours au traitement antalgique s'explique par notre culture stoïque.

Cette douleur peut avoir d'énormes répercussions sur la vie professionnelle des patients. Goud et al [125] ont trouvé que 23% des patients atteints par la maladie étaient chômeurs et que 28% ont changé d'emploi à cause des symptômes de la maladie.

Darilek et al ont trouvé qu'en moyenne et que pour chaque patient, il y a un jour par mois d'arrêt du travail à cause de la maladie. [124]

Dans notre série, 20% des patients ont eu durant le mois précédent un arrêt du travail ou des études à cause de la maladie et 66% ont dû modifier leurs activités professionnelles à cause des symptômes de la maladie. En ce qui concerne la qualité de vie des patients, ces facteurs s'avèrent déterminants.

Concernant la localisation des douleurs, Darilek et al [124] ont trouvé que 45% des douleurs étaient localisées aux régions ayant des exostoses, mais 55% étaient des douleurs généralisées donc indépendantes des localisations des exostoses et pouvaient siéger dans des régions indemnes.

Nous avons trouvé que 40% des douleurs sont généralisées contre 60% qui sont strictement localisées. Ce qui soulève la question des mécanismes impliqués dans ce phénomène.

On pense que les facteurs psychologiques et psychosomatiques y jouent un rôle important d'autant plus qu'on a trouvé dans notre série que la majorité des patients ressentaient un effet négatif de la maladie sur leurs humeurs et avaient des troubles du sommeil.

Le traitement d'une éventuelle dépression serait très utile, car cela peut diminuer les douleurs surtout généralisées (psychosomatiques) ainsi que le recours abusif aux antalgiques.

(c)   Marche :

La boiterie a été observée dans environ 30% des patients de notre série et elle a été causée essentiellement par l'inégalité de longueur des membres inférieurs.

On n'a pas trouvé d'études s'intéressant aux troubles de la marche dans la maladie exostosante.

4)   Examen clinique :

(a)   Exostoses :

L'aspect classique des exostoses décrit dans la littérature est similaire à celui trouvé dans notre étude, celui d'une masse dure palpable sous les parties molles, faisant corps avec l'os, lisse indolente qui augmente progressivement de taille pour se stabiliser vers l'âge adulte. [132]

Cette masse dure ayant des limites nettes est fixe par rapport au plan profond. La taille finale est variable. La localisation est para-articulaire touchant électivement les os longs au voisinage des physes les plus actives du squelette, (ayant un turn over cellulaire élevé), c'est-à-dire : « près du genou, loin du coude ».

La peau en regard est souvent d'aspect normal. Parfois, on peut trouver des signes inflammatoires, une circulation collatérale due à la compression d'artères, ou même une nécrose cutanée. [133]

De même, dans notre série, on a trouvé deux patients ayant des signes cutanés associés. Le premier avait une circulation collatérale superficielle en regard d'une exostose de la 2ème côte gauche causée par la compression des vaisseaux subclaviers. Le deuxième avait une périostite réactionnelle en regard d'une exostose du tibia droit avec des signes inflammatoires francs (œdème+rougeur+douleurs) et une minime réaction périostée d'évolution spontanément favorable après repos.

L'examen clinique sous-estime le nombre total d'exostoses et comme l'a trouvé Dr. Mathlouthi dans sa thèse dirigée par Pr. ABID en 2003 et soutenue à Monastir, sur 419 exostoses radiologiquement découvertes, 57 seulement ont été retrouvées par l'examen clinique soit uniquement 13,6%. [134]

(b)   Troubles   de la croissance :

Sur le plan clinique, la maladie exostosante se caractérise par une petite taille. [45] La taille des patients est souvent inférieure à la population générale d'une moyenne de -0,5 à -1 DS. [95, 135, 136]

Dans notre étude, la moyenne de taille était -1,35 DS.

(min :-5DS→max : +1,2DS).

Dans les cas extrêmes, on peut trouver de véritables nains (nanisme exostosique). C'est le cas pour l'un de nos patients avec une taille de -5DS. Cette insuffisance staturale est due au défaut de croissance en longueur des os longs, aux incurvations osseuses et aux désaxtions articulaires.

Dans une étude, Wicklund et al [95] ont trouvé en 1995 que les femmes malades avaient des tailles plus courtes en moyenne que les hommes malades, avec 36,8% des mâles et 44,2% des femelles ayant des tailles inférieures à ⅓ percentile. Ce qui a été confirmé dans notre étude.

Pedrini et al, [72] ont affirmé en 2011 qu'il y a une corrélation significative inversement proportionnelle entre la taille et la sévérité de la maladie en termes de déficit fonctionnel.

Shapiro et al **[135]** ont trouvé en 1979, que la taille en position assise est en général moins affectée ; ce qui indique que ce sont le raccourcissement des membres inférieurs et non pas le raccourcissement de la colonne vertébrale qui est responsable de ce phénomène.

Le principe de Bassel-Hagen énoncé en 1891 prévoit que la croissance excentrique des ostéochondromes est responsable de la perte de la croissance longitudinale de l'os. Cette hypothèse, soutenue par les travaux de Jaffe (En 1943)**[113]** et plus tard par porter (En 2000), **[137]** n'est plus d'actualité grâce aux travaux de Jones et al (en 2013), **[138]** ayant utilisé des techniques d'imagerie permettant de calculer le volume exacte des exostoses et non pas leurs nombres. Ils ont trouvé que le volume des exostoses n'est corrélé ni au raccourcissement des membres atteints ni à la taille de l'individu. Ce qui vient contredire le principe de Bassel-Hagen longtemps triomphant. En effet, Moore et al ont évoqué en 1983 cette nouvelle théorie avant Jones. **[139]**

On peut conclure que la perte du potentiel prolifératif en longueur de l'os par l'exostose n'explique qu'en partie le raccourcissement de cet os et il est probable que d'autres phénomènes non encore élucidés interviennent.

(c) *Troubles de la croissance segmentaire*

L'inégalité de longueur des membres inférieurs est un phénomène commun dans la maladie exostosante, mais on parle de différence significative si cette différence dépasse les 2 cm. L'ILMI a été rapporté dans 10 à 50% des patients dans la littérature. **[98, 135]**

Dans notre étude, 50% des patients avaient une inégalité de longueur des membres inférieurs et 30% avaient une inégalité significative (>2cm).

(d) *Mobilité articulaire*

Cette mobilité peut être limitée par un blocage articulaire, par un conflit mécanique ostéo-tendineux ou par toute autre sorte de complications.

Les études concernant ce sujet sont rarissimes. On n'a trouvé qu'une seule série de 41 patients faite en France par Ferriere en 2008 **[140]**.

L'étude de Ferriere **[140]** a conclu que:

-   ***Pour la hanche*** : La mobilité articulaire n'est limitée qu'en flexion avec une moyenne à 117,3° et que les autres amplitudes articulaires sont normales. Ce qui a été retrouvé dans notre série avec une flexion moyenne à 128,18° ;

-   ***Pour le genou*** : Aucun patient n'a présenté d'instabilité du genou, secondaire à la maladie. Dans la même série, la flexion était modérément limitée avec une moyenne à 129,8°. Par ailleurs, l'extension du genou était limitée pour 12,19% des patients (flessum). Ce qui est comparable à notre étude avec une flexion moyenne à 127,68° et avec 11,76% des patients qui avaient un flessum ;

-   ***Pour la cheville*** : La flexion dorsale était limitée. La moyenne était de 12,5° (pour une normale de 20°). La flexion plantaire était normale (47,6°). Dans notre étude, on a retrouvé les mêmes constatations avec une flexion dorsale moyenne limitée à 17,5° et une flexion plantaire normale de 35° (pour une normale entre 30 et 45°).

Dans la même étude, **[140]** la plupart des chevilles étaient stables sauf 12,19% des patients qui présentaient une entorse à répétition. En revanche, aucun cas pareil n'a été identifié dans notre série.

Donc au total, les deux séries s'accordent sur le fait que les mouvements articulaires les plus affectés sont :

-   Au niveau de la hanche : la flexion ;
-   Au niveau des genoux : la flexion ;
-   Au niveau de la cheville : la flexion dorsale.

B)   Examens d'imagerie :

1)   Etude radiographique :

(a)   Aspect radiologique des exostoses

Le diagnostic positif de la maladie exostosante repose à la fois sur l'examen clinique et sur les techniques d'imagerie osseuse. L'examen radiologique est très utile pour les exostoses localisées dans des régions difficilement accessibles à l'examen clinique.

Radiologiquement parlant, la maladie exostosante se traduit par des saillies osseuses ossifiées en partie ou en totalité, sessiles ou pédiculées, déformant l'os sous-jacent. Ces excroissances ostéo-cartilagineuses sont radiologiquement de taille variable.

Cette taille est inférieure à la taille réelle du fait de la couverture de celle-ci par une nappe cartilagineuse radio-transparente.

Cette exostose naît perpendiculairement à l'axe osseux et se dirige vers la diaphyse fuyant l'articulation au cours de sa croissance comme si elle est attirée par les forces de traction musculaires.

Pour porter en imagerie le diagnostic d'exostose, il nous faut deux éléments clefs :

1) ***La double composante osseuse*** (os compact cortical périphérique et os spongieux central) ;
2) ***La continuité des 2 composantes avec les 2 composantes l'os porteur,*** c'est-à-dire une continuité entre la corticale tumorale et la corticale de l'os porteur d'une part et entre l'os spongieux tumoral et la médullaire spongieuse de l'os porteur d'une autre part **(Figure 39)**.

Pour mieux les mettre en évidence en imagerie standard, il faut deux clichés pris dans deux plans orthogonaux. Ces deux signes peuvent être mis en évidence par la radiographie standard, le scanner ou l'IRM selon la localisation. Parfois, ces 2 signes ne peuvent pas être mis en évidence (os plats).

Par ailleurs, l'échographie et notamment l'IRM sont les techniques de référence pour l'étude de la coiffe cartilagineuse. En radiologie standard, la coiffe cartilagineuse n'est pas visible, mais parfois quelques calcifications peuvent être décelées à ce niveau-là.

Rarement, il existe une déformation de l'os porteur qui oriente vers une lésion à croissance très lente (concernant les exostoses sessiles) de diagnostic radiologique difficile. Un autre aspect rare en relation avec ce type d'exostoses, est celui d'une lacune (qui correspond à la coiffe cartilagineuse) contenant des inclusions floconneuses calcifiées pouvant simuler une tumeur maligne.

Chez le nouveau-né et le nourrisson, l'exostose apparaît comme simple élévation ou irrégularité de la corticale en zone métaphysaire, car l'ossification n'a pas encore commencé.

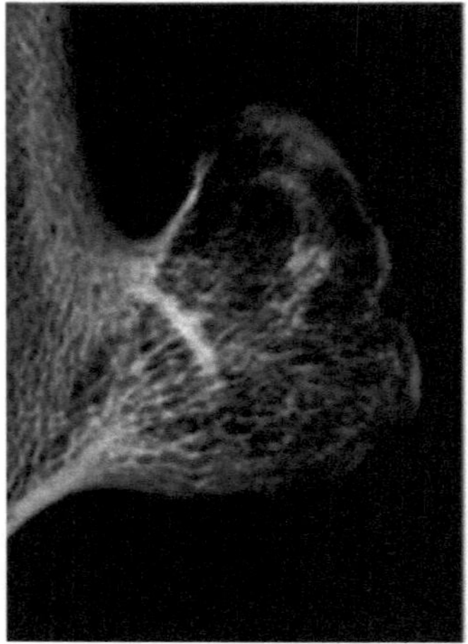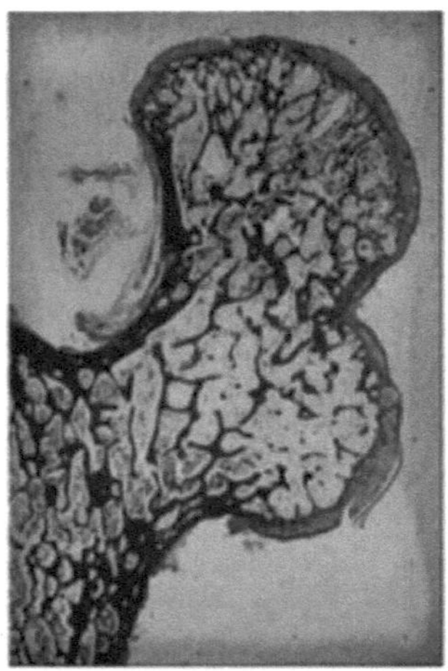

Figure 39 : *Aspect macroscopique d'une exostose* montrant la double composante osseuse (spongieuse et corticale) et leur continuité avec la double composante (spongieuse et corticale) de l'os porteur. **[141]**

Une exostose peut également être à l'origine d'une érosion sur un os sain adjacent, notamment au niveau de l'avant-bras.

D'une façon générale, il faut limiter l'exposition aux radiations ionisantes (radiographie standard et scanner). Cette exposition peut théoriquement causer la dégénérescence étant donné que la maladie est génétiquement déterminée.

D'ailleurs, quelques cas de survenue d'exostoses multiples ont été rapportés après radiothérapie dans le cadre du traitement de différentes maladies (leucémies, maladie de Wilms etc.). **[142-144]** Par ailleurs, des cas d'exostoses radiologiquement induites dégénérées ont été rapportés. **[145, 146]**

(b)   Etude du nombre des exostoses :

Le bilan radiologique va préciser le nombre d'exostoses qui peut varier énormément d'une personne à l'autre. Ce nombre est en moyenne entre 20 et 30 par patient. **[72, 147]**

Le nombre d'exostoses peut être pléthorique atteignant plusieurs centaines, voire un millier comme il a été décrit dans l'observation de Chiari faite après autopsie! **[148]**

Dans notre série, la moyenne d'exostoses par personne était d'environ de 22. On cite ce chiffre avec réserves, car le bilan radiologique n'était pas forcément complet.

(c)   Répartition des exostoses :

On considère que les os ayant comme origine l'ossification endo-membraneuse sont épargnés de cette maladie. (Voûte du crâne, os de la face etc.). **[92, 113]**

Les exostoses siègent électivement sur les métaphyses fertiles des os longs des membres. Dans notre étude, on a trouvé que 72% des exostoses sont autour de ces métaphyses fertiles « près du genou, loin du coude ». Par ailleurs, plusieurs auteurs ont étudié la distribution des exostoses en fonction des os, dont les résultats sont détaillés par les deux tableaux suivants :

Tableau XII : Répartition des exostoses par os.		
Siège	**% des exostoses par rapport au nombre total des exostoses dans notre série**	**% des exostoses de la série de Dahlin [110]**
Humérus	13,8%	19%
Radius	3,09%	1,5%
Ulna	1,97%	0,5%
Fémur	31,5%	36%
Tibia	22,8%	16,5%
Fibula	12,4%	5%
Rachis	1,4%	2,5%
Bassin	4,78%	8%
Côtes	1,97%	3%
Clavicules	0,56%	0%
Scapula	1,4%	5%
Mains	3,09%	2%
Pieds	1,12%	1%
Rotule	0%	0%
TOTAL	**100%**	**100%**

Tableau XIII : Distribution des exostoses en fonction de la fréquence de personnes atteintes dans chaque localisation *(Pourcentage des patients qui ont au moins une exostose dans ce siège)*			
Siège	Notre étude (17sujets)	Etude de Schmale 1994 (84 sujets) % des patients [98]	Autres études
Humérus	100%	50%	
Radius	80%	30%	
Ulna	70%	30%	
Extrémité sup. fémur	81,25%	30%	82% (Shapiro et Solomon) [135, 136]
Extrémité inf. fémur	100%	70%	
Extrémité sup. tibia	100%	70%	
Extrémité sup. fibula	100%	30%	
Extrémité inf. tibia	80%	20%	
Extrémité inf. fibula	20%	25%	
Rachis	50%	Non indiqué	68% Roach et al 2009 [149]
Bassin	63,63%	15%	62% (Shapiro et Solomon) [135, 136]
Côtes	29,41%	40%	
Clavicules	11,76%	Non indiqué	
Scapula	29,41%	40%	
Mains	25%	30%	
Pieds	33%	25%	

On va détailler le degré d'atteinte de chaque localisation :

(i) *Membre supérieur :*

♦ *Humérus :*

Essentiellement, les exostoses se localisent au niveau de son extrémité supérieure. Dans l'étude de Dahlin, **[110]** 19% des exostoses ont touché l'extrémité supérieure de l'humérus, tandis que dans la nôtre, et pour la même localisation, on a un chiffre de 13,8%. **(Figure 40)**

L'extrémité inférieure de l'humérus est habituellement indemne.

Dans l'étude de Schmale, **[98]** 50% des patients étaient atteints au niveau de l'extrémité supérieure de l'humérus par au minimum une exostose. Quant à notre étude, c'est le cas de tous les patients.

Cette différence s'explique par un biais de sélection, car contrairement à nous, Schmale a recruté une population plus représentative.

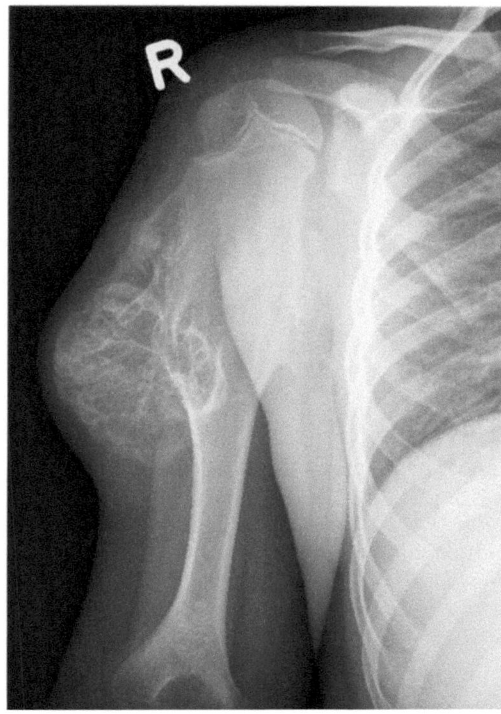

Figure 40 : *Radiographie de l'épaule montrant plusieurs exostoses de l'extrémité supérieure de l'humérus gauche dont une volumineuse.* **[150]**

♦ Deux os de l'avant-bras :

Ils sont souvent atteints à leurs extrémités inférieures. Le radius est plus touché que l'ulna. En effet, dans l'étude de Dahlin **[110]**, le radius est trois fois plus atteint que l'ulna, tandis que dans la nôtre c'est deux fois. **(Figure 41)**

Dans notre série, 80% des patients avaient au minimum une exostose au niveau du radius et 70% au niveau de l'ulna. Dans la série de Schmale **[98]**, ce chiffre était de 30% pour les deux os. La différence est encore due au biais de sélection.

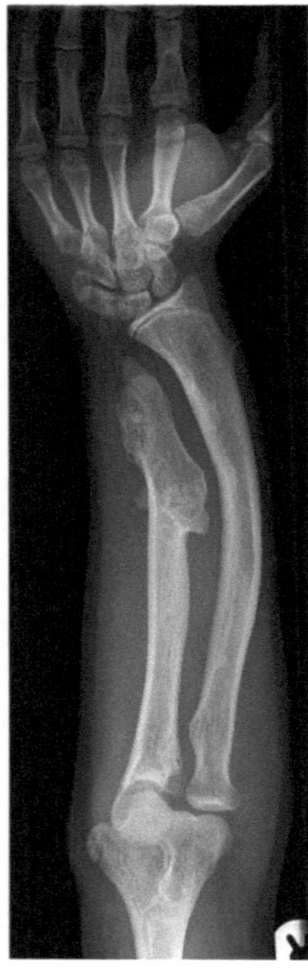

Figure 41 : *Radiographie de l'avant-bras montrant des exostoses de l'extrémité inférieure de l'ulna avec raccourcissement de cet os et déviation ulnaire du carpe avec incurvation du radius. [150]*

(ii)   *Membre inférieur :*

♦ *Fémur :*

Cet os constitue le site le plus atteint par les exostoses. En effet, dans la série de Dahlin, **[110]** 36% des exostoses siégeaient au niveau du fémur, 31,5% dans la nôtre. L'extrémité inférieure de cet os était plus atteinte que la supérieure.

Dans l'étude de Schmale, **[98]** 30% des patients étaient atteints au niveau de l'extrémité supérieure du fémur et 70% au niveau de l'extrémité inférieure, alors que dans la nôtre, c'est respectivement 81,25% et 100%. Cette différence, encore une fois, est expliquée par le biais de sélection. Il faut noter que si on combine la série de Shapiro et Solomon, **[135, 136]** on trouve des résultats similaires aux nôtres avec 82% des patients atteints au niveau de l'extrémité proximale du fémur.

Au niveau de l'extrémité inférieure du fémur, les exostoses sont souvent pédiculées et dirigées vers le haut en « stalagmite » fuyant l'articulation. Celles de l'extrémité supérieure sont souvent sessiles.

♦ ***Deux os de la jambe :***

Ils sont surtout atteints au niveau des extrémités supérieures. Dans notre série, le tibia est deux fois plus atteint que la fibula, et trois fois dans le cas de Dahlin. **[110]**

Dans notre série, tous les patients étaient atteints au niveau de l'extrémité supérieure du tibia et de la fibula alors que chez Schmale, **[98]** c'est respectivement 70% et 30%. **(Figure 42)**

Par ailleurs, on a montré que 80% des patients étaient atteints au niveau de l'extrémité inférieure du tibia et 20% au niveau de l'extrémité inférieure de la fibula contre respectivement 20% et 25% dans le cas de Schmale. **[98]** Cette différence est encore une fois expliquée par le biais de sélection.

L'orientation des exostoses au niveau de l'extrémité supérieure des 2 os de la jambe est en « stalactite », c'est-à-dire fuyant l'articulation se dirigeant vers le bas.

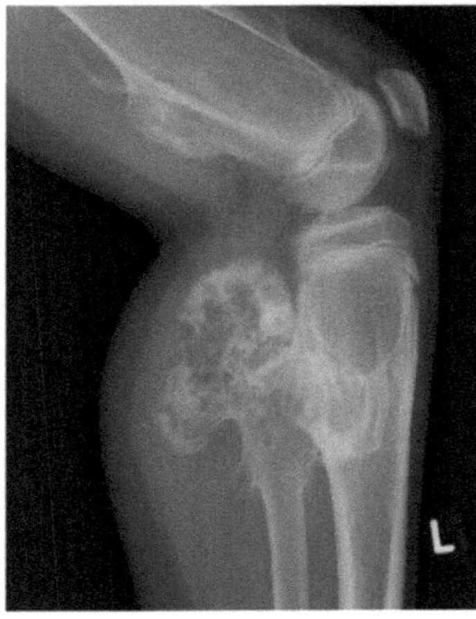

Figure 42 : Radiographie du genou montrant plusieurs exostoses touchant la fibula, le tibia et le fémur. **[150]**
Celle de la fibula a un développement considérable faisant craindre une compression des éléments nobles en regard, elle présente aussi des calcifications au niveau du cap cartilagineux.

(iii)   Autres localisations :

♦ *Rachis :*

L'atteinte du rachis est relativement fréquente. La complication la plus redoutable est la compression médullaire qui peut être aiguë. La scoliose secondaire aux exostoses a été décrite aussi dans la littérature, mais aucun de nos patients n'a présenté une telle déformation.

Les lésions peuvent être à développement extra ou intracanalaires ; celles à localisation intracanalaire peuvent comprimer la moelle épinière. Néanmoins, la plupart des exostoses vertébrales se développent à partir des processus épineux ou des processus transverses et sont par conséquent extra canalaires, donc relativement anodines.

La plupart des lésions du rachis sont asymptomatiques, mais peuvent le devenir rapidement avec parfois même un tableau catastrophique fait de compression médullaire aiguë sans prodromes. [151] La plupart des lésions intracanalaires − donc à risque de compression médullaire − n'ont pas une composante postérieure palpable à l'examen clinique. Ainsi, il est difficile de les diagnostiquer cliniquement. En outre, ces lésions sont rarement détectables par une radiographie standard. [152, 153]

Dans notre série, 43% des patients avaient des exostoses au niveau du rachis. Dans une étude faite en 2009 par Roach et al sur 44 patients [149], 68% des patients avaient des exostoses à ce niveau et 27% des patients avaient des exostoses rachidiennes intracanalaires, toutes asymptomatiques. Ce qui atteste de la fréquence des lésions du rachis.

Dans la littérature, les localisations vertébrales étaient [149, 152, 154]:

-   Dans 56 à 80% des cas au niveau cervical, et plus particulièrement C2 ;
-   Dans 20 à 36% des cas au niveau de la colonne thoracique ;
-   La colonne lombaire est la moins touchée.

Comme il est précédemment mentionné, uniquement 17% des lésions du rachis sont détectables à la radiographie standard. Faute de fiabilité, il est conseillé pour les détecter d'abandonner cet examen et de recourir plutôt à l'IRM et à la TDM.

Lorsqu'il s'agit d'exostoses rachidiennes, les hommes risquent plus que les femmes d'en être atteints (42,3% >5,6%) [149, 152, 154]

♦ **_Bassin :_**

Souvent asymptomatiques, les exostoses du bassin sont difficilement diagnosticables. De ce fait, elles peuvent évoluer à bas bruit atteignant des volumes exceptionnellement larges.

Le bassin est aussi un siège de prédilection de transformation maligne.

Dans notre série, 64% des patients avaient à ce niveau des exostoses, un résultat similaire à celui de 62% retrouvé par Shapiro et Solomon [135, 136]. De façon moins biaisée, Schmale n'en a retrouvé que 15% [98].

Dans l'étude de Dahlin, [110] 8% des exostoses se localisaient au niveau du bassin. Alors 5% dans la nôtre.

Au niveau du bassin, le siège de prédilection est au voisinage des crêtes iliaques. Parfois, les exostoses peuvent siéger près de l'acétabulum ou même en intra-articulaire, ce qui interfère avec la mobilité de la hanche et peut affecter son développement causant des dysplasies acétabulaires. Il a été rapporté une dystocie du fœtus, comme une conséquence d'exostoses du bassin, avec recours à la césarienne en urgence. [155-157]

♦ **_Côtes :_**

Les côtes peuvent être également le siège d'exostoses. Dahlin [110] l'a approuvé pour 3% des toutes les exostoses, c'est 2% dans notre cas.

On y a trouvé 30% des patients qui avaient au minimum une exostose à ce niveau, alors qu'il s'agissait de 40% dans la série de Schmale. [98] La maladie est généralement localisée, moins fréquemment multifocale.

♦ **_Scapula :_**

40% des patients de Schmale [98] et 30% des nôtres avaient des exostoses au niveau de la scapula.

L'expression clinique de ce genre d'exostoses varie en fonction de leurs localisations [158]:

- Une exostose superficielle peut causer des douleurs mécaniques ;
- Une exostose antérieure peut entrainer des accrochages au gril costal ;
- Une exostose sous-acromiale peut être responsable d'un conflit avec la coiffe des rotateurs.

◆ *Clavicule :*

12% de nos patients étaient atteints au niveau de la clavicule. Pourtant, aucun cas n'a été rapporté par Dahlin [110].

◆ *Mains :*

Les exostoses de la main sont observées chez 30 à 79% des patients dans les différentes séries :

- 30% (Schmale en 1994); [98]
- 33% (Hennekam en 1991); [92]
- 68% (Fogel en 1984); [159]
- 69% (Wood en 1990); [160]
- 79% (Solomon en 1963). [161]

Dans notre série, 25% des patients étaient atteints au niveau de la main.

En général, les exostoses sont localisées au niveau des métacarpes et des phalanges, et exceptionnellement sur les os du carpe. La localisation la plus fréquente est la première phalange. Parfois, la physe distale est siège d'une fermeture prématurée, ce qui entraine une brachymétacarpie et/ou bradydactylie.

Malgré leur petit volume, ces exostoses peuvent limiter les amplitudes articulaires inter-phalangiennes et créer des défauts axiaux. [162]

Dans une série de 22 patients, Cates et Burgess [163] ont trouvé que les localisations les plus touchées sont les métacarpes et les phalanges proximales du côté ulnaire. Wood a rapporté que les régions les plus touchées sont la métacarpophalangienne du 3ème, 4ème et 5ème doigt. [160]

Cates et Burgess [163] n'ont rapporté aucune déformation angulaire des doigts. Cependant, ils ont constaté la possibilité d'une bradydactylie et d'une brachyphalangie bien qu'en absence d'exostoses de la main.

Keith [164] a proposé que plus précoce est l'âge de la découverte de la maladie, plus fréquente est l'exostose des mains.

◆ *Pieds :*

33% de nos patients ainsi que 25% des patients de Schmale [98] étaient atteints au niveau des pieds. Ces exostoses se développent sur les métatarses et les phalanges, et rarement sur le tarse et le calcanéum. On retrouve parfois une brachymétacarpie surtout au niveau du 3ème rayon. [165, 104]

(d)   *Lésions associées aux exostoses :*

(i)   *Epaississement métaphysaire :*

Cette caractéristique de la maladie est constante et vue par certains auteurs comme une forme d'exostose sessile. La région métaphysaire est élargie, agrandie, boursoufflée, irrégulière prenant un aspect cylindrique.

Les métaphyses les plus affectées sont :

- Celles de l'extrémité supérieure du fémur, responsables d'un élargissement et d'une brièveté du col fémoral ; **(figure 43)**
- Celles de l'extrémité supérieure du tibia ;
- Celles de l'extrémité supérieure de l'humérus.

Dans notre série, de telles lésions ont été retrouvées chez tous les malades. **[166]**

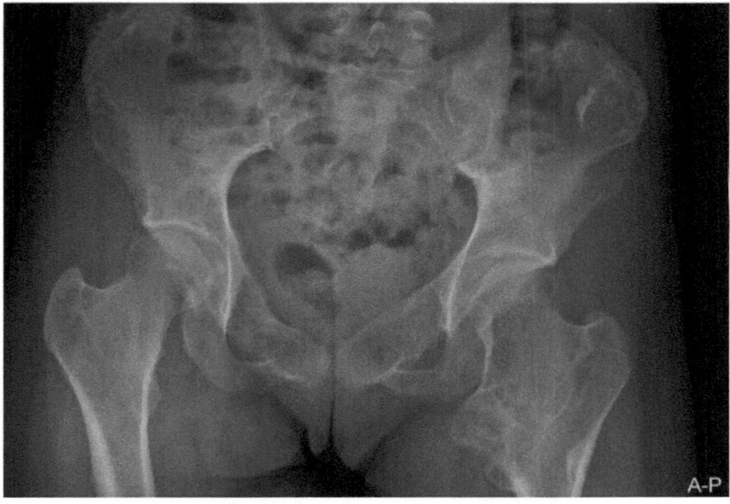

Figure 43 *: Epaississement métaphysaire de l'extrémité sup. du fémur.* *[150]*

(ii) Déformations osseuses et raccourcissement des os longs :

L'ulna et la fibula sont les os les plus gravement touchés par ce phénomène de raccourcissement.

♦ *Avant-bras :*

La séquence proposée par plusieurs auteurs commence par le raccourcissement disproportionné de l'ulna (cubitus brevis) par rapport au radius. On peut l'expliquer par la participation inégale des deux épiphyses distales des 2 os (radius et ulna) dans la croissance longitudinale de l'avant-bras[1]. Donc, à atteinte égale des 2 os au niveau distal, l'ulna sera plus affectée, donc plus courte que le radius. **[136, 161]**

Ce raccourcissement relatif de l'ulna implique l'incurvation du radius (radius curvus) par effet d'attachement des 2 os par le tissu mou. En effet, la membrane interosseuse va agir comme une amarre entre l'ulna et le radius.

Si le raccourcissement ulnaire est important (différence de 2cm avec le radius ou raccourcissement ulnaire >8%), le malade risque une luxation de la tête radiale. **[136, 167, 168]** **(Figure 44)**

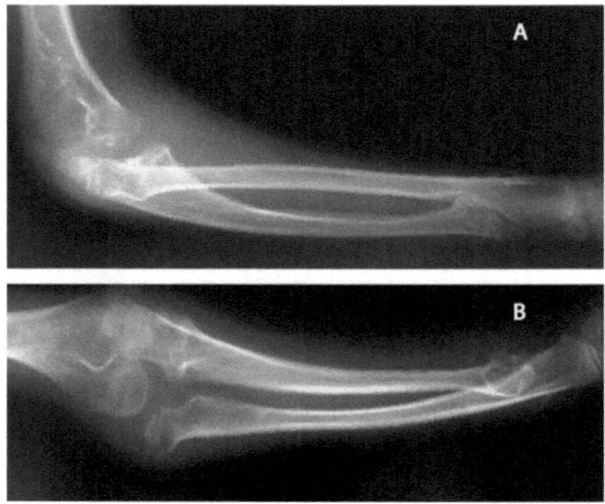

Figure 44 *: Radiographie montrant une subluxation de la tête radiale secondaire à la maladie exostosante.* **[24]**

---

[1] La participation dans la croissance de l'avant-bras est de 85% pour l'épiphyse distale de l'ulna et 75% pour l'épiphyse distale du radius.(Contre 15% pour l'épiphyse proximale de l'ulna et 25% pour l'épiphyse proximale du radius)

Cependant, Burgess et Cates ont conclu, en étudiant la déformation de l'avant-bras chez 35 patients (65 avant-bras) atteints de la maladie exostosante, que le raccourcissement ulnaire n'est pas corrélé à la déformation distale du radius. **[167]**

En fait, selon certains auteurs, l'existence d'ostéochondrome au niveau de l'extrémité distale du radius exerce une diminution proportionnelle de la croissance de l'os et provoque son incurvation. Selon cette théorie, la déformation du radius est alors due à son implication dans le processus pathologique et non pas à son attachement à l'ulna raccourci.

Cette théorie spéculative est soutenue par les travaux d'Ogden **[169]** qui ont étudié l'histologie de la maladie exostosante et ont démontré que l'ostéochondrome peut envahir le cartilage de croissance des os longs résultant en une altération de sa croissance et en sa déformation.

Finalement, l'incurvation de l'avant-bras peut résulter **[170]** :

- D'un raccourcissement ulnaire ;
- De troubles de la croissance du radius ;
- De la compression radiale par une tumeur de l'ulna.

À un stade ultime, cette incurvation de l'avant-bras entraine une inclinaison cubitale du carpe avec «main bote cubitale», qui est l'une parmi ses conséquences néfastes d'ordre esthétique et fonctionnel.

♦ *Cheville :*

La séquence chronologique proposée par plusieurs auteurs commence par l'existence d'un ostéochondrome de la fibula distale. Cela interfère avec la croissance de cet os par, entre autres, une altération du cartilage de croissance. Ce qui cause un raccourcissement de cet os en distal et par conséquent, un glissement du talus dans la mortaise tibio-fibulaire engendrant un valgus de la cheville.

Les travaux de Dias et al **[171]** ont confirmé cette hypothèse. Ils ont démontré dans le cadre d'une étude portant sur 173 cas de valgus de la cheville − dont 18 relèvent de la maladie exostosante − qu'il y a une corrélation entre le raccourcissement fibulaire distal et l'angle du valgus de la cheville.

En effet, ce valgus augmente la pression appliquée sur le cartilage tibial distal de conjugaison du côté latéral, ce qui inhibe la croissance selon la loi de *Hueter-Volkmann*[1] à ce niveau, mais l'accélère du côté médial. Comme conséquence, le valgus de la cheville s'aggravera. **[172]** Outre le valgus de la cheville, des courbures de compensation du tibia (en coup de vent) peuvent résulter de ce raccourcissement fibulaire.

(iii) <u>Synostoses :</u>

La synostose est la fusion plus ou moins complète de deux os. Dans le cas de la maladie exostosante, elle est la conséquence du développement des exostoses.

Ces synostoses sont inconstantes et touchent notamment le tibia et la fibula mais rarement, l'avant-bras en y gênant les mouvements de prono-supination. **[173]**

Dans notre série, 63% des articulations tibio-fibulaires présentaient des synostoses. Ce qui correspond à 71% des patients. **(Figure 45)**

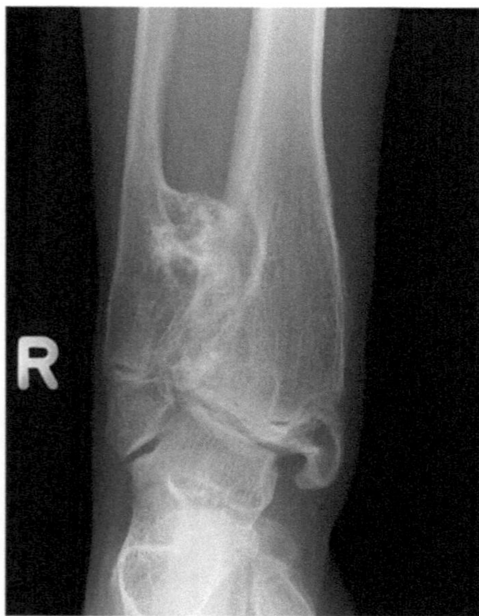

Figure 45 : Radiographie montrant une synostose tibio-fibulaire inférieure avec déviation en valgus de la cheville. [150]

---

[1] En effet la croissance endochondrale est modulée par des facteurs mécaniques : l'hyper pression freine la croissance alors qu'une diminution des contraintes la stimule. C'est la loi Hueter-Volkmann.

(iv) *Diastasis :*

Le diastasis est la séparation permanente de deux surfaces articulaires appartenant à deux os parallèles causant leur éloignement. Ce phénomène est observé dans la majorité des articulations tibio-fibulaires et radio-ulnaires et il revient à la compression de l'un de deux os par une exostose de l'autre.

2)   Etude radiométrique :

(a)   Hanche :

El-Fiky et al [155] ont trouvé une proportion de 89% de coxa valga qui est comparable à nos résultats (91%). Dans cette même étude, 47% des hanches avaient un angle acétabulaire de Sharp aigu (<45°) alors qu'on a 22,22% de cas pareils dans notre série.

 En ce qui concerne l'angle de couverture externe de la tête fémorale, 33% des patients d'El-Fiky présentaient une anormalité, uniquement 11% dans notre étude

Ces deux paramètres sont fiables pour l'évaluation de la dysplasie acétabulaire. Cette dysplasie prédispose à la subluxation de la hanche et à la coxarthrose. [8]

De même, cette subluxation de la hanche dans le cadre de la maladie exostosante, peut être aussi la conséquence d'une exostose intra-articulaire. [4]

D'ailleurs, Evans [174] a publié un cas de luxation congénitale de la hanche d'un patient atteint de la maladie exostosante. Ce qui soulève la question d'une éventuelle corrélation.

Porter et al [175]   ont étudié les conséquences de la maladie au niveau de la hanche sur 12 patients. Ils ont retrouvé :

- Un angle cervico-diaphysaire (ACD) moyen de 156° (tendance à la coxa valga) ;
- Un angle de couverture externe de la tête fémorale de 23° ;
- Un angle acétabulaire moyen de Sharp de 44°.

Donc, uniquement la moyenne de l'ACD était anormale. Bien que la moyenne de l'angle de Sharp fût normale, Porter a décrit une tendance à la dysplasie du cotyle sans en préciser le pourcentage. Nos résultats étaient proches de ceux-ci comme l'illustre le tableau suivant :

Tableau XIV : *Variations de la radiométrie de la hanche en fonction des différentes études.*			
Les différentes études **La moyenne des angles**	**Notre série**	**Porter et al [175]**	**Sujet normal Angle normal**
Angle cervico-diaphysaire	143,5°	156°	<135°
Angle de couverture externe de la tête fémorale (Angle de Wiberg)	30°	23°	>20°
Angle acétabulaire moyen de Sharp	41,5°	44°	<45°

Porter [175] a trouvé également une corrélation d'une part entre la présence d'exostoses de l'extrémité supérieure du fémur et la coxa valga, et d'une autre part entre la présence d'exostoses pelviennes et la dysplasie du cotyle. Dans notre étude, nous avons trouvé ces corrélations non significatives. [1]

Porter [175] n'a pas trouvé de corrélations entre la coxa valga et la dysplasie du cotyle, c'est ainsi notre cas. Donc, il a conclu que les anomalies étaient liées directement à la présence des exostoses.

Dans notre série, on a trouvé une forte corrélation (r=-0,67) entre l'ACD et l'ACET, ce qui revient à dire qu'il existe une corrélation significative entre la subluxation de la hanche et la coxa valga.

Cette corrélation a été d'ailleurs constatée par plusieurs auteurs. Certains comme Porter, considèrent que la coxa valga est une conséquence développementale de la dysplasie acétabulaire qui prédispose à la subluxation de la hanche. [175]

Malagon, considère que la coxa valga est la lésion initiale qui cause la subluxation de la hanche. [6] Malagon a souligné que la coxa valga est due ici à la présence d'ostéochondromes au niveau de la face médiale du col fémoral. Cela empêche la plaque de croissance de la tête fémorale d'avoir une orientation normale via une transition de la position horizontale (position associée à la coxa valga physiologique de l'enfance) à la position plus verticale. Ce qui accentue le valgus au fil de la croissance osseuse. [4]

---

[1] Le coefficient de corrélation était de 0,32 et 0,41 respectivement avec un risque statistique de 5%.

En conclusion, les deux théories (celle de Malagon et celle de Porter) restent plausibles.

Selon Malagon et al, [6] la séquence d'anomalies structurales de la hanche est la suivante : des exostoses au niveau de l'extrémité supérieure du fémur entrainent une coxa valga, qui à son tour provoquerait une latéralisation de la tête fémorale ; cette latéralisation crée une hyperpression acétabulaire et une dysplasie du cotyle par adaptation aux contraintes mécaniques pour mieux répartir la pression excédante. Cette dysplasie serait alors responsable de la subluxation de la hanche.

L'autre théorie soutenue par Porter et Weiner [4, 175] plaide que les exostoses du bassin provoquent localement des troubles de développement du cartilage de croissance. Ce qui a pour effet une dysplasie du cotyle en cas d'exostoses du bassin péri-cotyloïdiennes et une coxa valga en cas d'exostoses de l'extrémité supérieure du fémur.

Nos résultats viennent à l'encontre de la théorie de Porter puisqu'on n'a pas trouvé une corrélation entre le nombre d'exostoses du bassin et la dysplasie du cotyle d'une part et entre le nombre d'exostoses du bassin et la subluxation de la hanche de l'autre. Par contre, nous avons mis en évidence une corrélation très significative entre la coxa valga et la subluxation de la hanche d'un côté et entre la coxa valga et la découverture de la tête fémorale d'un autre côté.

Donc, nos résultats sont cohérents avec la théorie de Malagon. Toutefois, la théorie de Porter n'est pas à rejeter entièrement.

L'intérêt de ces travaux est de tenter de proposer des pratiques thérapeutiques préventives contre le risque d'une dysplasie du cotyle avec subluxation.

Selon le modèle de Porter, pour éviter le risque de cette dysplasie, il faudrait, en théorie, réséquer précocement les exostoses pelviennes. Mais, selon le modèle de Malagon, il faudrait plutôt réséquer précocement les exostoses de l'extrémité fémorale proximale. Mais, dans l'optique d'avoir une pratique thérapeutique consensuelle, d'autres études comparatives s'avèrent nécessaires.

Porter et al [175] ont insisté sur le fait que le pronostic de la subluxation de la hanche reste incertain. Dans leur étude faite sur 12 patients ayant tous une subluxation de la hanche :

- Un patient (8%) a eu une rupture du labrum ;
- Un autre (8%) a eu une arthroplastie totale de la hanche à l'âge de 54 ans ;
- Un dernier (8%) a développé un sarcome.

Un autre problème réside dans la quantification du risque de coxarthrose. Dans notre série, aucun patient n'a présenté de signes précoces de coxarthrose (tout en sachant que le recul chronologique était insuffisant). Porter [175] retrouvait seulement 1% de patients ayant eu une arthroplastie de la hanche. On ne peut pas donc prédire le risque de coxarthrose, ce qui rend difficile toute mesure préventive.

Cette ostéoarthrite dégénérative peut être la conséquence de la dysplasie cotyloïdienne (subluxation de la hanche) ou de la coxa valga. [104, 176]

(b)   Genou :

Dans notre étude, nous avons trouvé que 91,3% des genoux présentaient un genu valgum alors qu'il y avait un seul cas de genu varum (4,34%). Shapiro et al [135] notaient 33% de genu valgum, Nawata [106] 37,5% et Ferriere [140] 74,5%.

Nos résultats diffèrent de ceux retrouvés dans la littérature quant à la participation du fémur et du tibia dans la formation du genu valgum. En effet, nous avons retrouvé un valgus de l'extrémité inférieure du fémur dans tous les cas de genu valgum. Le genu valgum avait une composante purement fémorale dans 81% des cas et une double composante fémorale et tibiale (valgus de l'extrémité supérieure du tibia) dans 19% des cas. Il n'y avait aucun genu valgum lié uniquement au valgus de l'extrémité supérieure du tibia. Donc, le genu valgum de notre série était essentiellement d'origine fémorale.

Cependant, Shapiro et al [135] notaient dans les 33% de genu valgum, l'absence de valgus fémoral, concluant que le genu valgum est toujours secondaire au valgus tibial. Contrairement à notre démarche, et pour mesurer l'angle externe, ils n'ont pas utilisé comme référence la ligne bicondylienne mais plutôt la plaque de croissance proximale du tibia.

Dans le cadre d'une étude traitant des conséquences de la maladie exostosante au niveau du genou, Nawata et al [106] retrouvaient que 37,5% des genoux présentaient un genu valgum. En ce qui concerne son origine, ils ont retrouvé les proportions suivantes :

- Tous les genu valgum présentaient un valgus tibial ;
- 25% avaient un valgus fémoral ;
- 25% avaient un varus fémoral.

Ils ont conclu, comme Shapiro, que le genu valgum est principalement d'origine tibiale. D'ailleurs, contrairement à notre étude, ils ont eu recours à la même démarche expérimentale que Shapiro autrement la plaque de croissance tibiale comme référence pour la mesure de l'angle externe.

Pierz et al **[115]** retrouvaient un AMDT moyen à 87° et un AMDF moyen à 81° ; Ce qui est identique à nos résultats qui sont respectivement 87,82° et 81,10°.

Pierz et al montraient aussi que le genu valgum peut être lié au valgus fémoral et/ou au valgus tibia. Pour les mesures au niveau du genou, ils ont utilisé la ligne bicondylienne comme repère et non la plaque de la croissance. (Comme c'est le cas pour notre étude).

De même, Clement et al **[177]** ont trouvé que le nombre d'exostoses du fémur distal était corrélé au genu valgum. Donc, il paraît que ce genu valgum de la maladie exostosante est multifactoriel.

Les résultats de notre série vont à l'encontre des études mentionnées, puisque nous avons conclu que le genu valgum était dû au valgus fémoral et jamais dû seulement au valgus tibial seul. Cependant, cette différence peut être expliquée par le fait que les auteurs précédemment mentionnés utilisaient des repères différents des nôtres. En effet, on juge que notre repère (la ligne bicondylienne) est plus fiable que la physe tibiale quant à la mesure des angles externes (AMDT et AMDF), car il reflète mieux l'orientation de l'interligne articulaire. **(Tableau XV)**

En utilisant la ligne bicondylienne comme repère (comme notre cas), Ferriere **[140]** a trouvé des résultats similaires aux nôtres et il a conclu que le genu valgum, dans le cas de la maladie exostosante, est dû essentiellement au valgus fémoral. **(Tableau XV)**

En pratique, il est intéressant de rechercher au cas par cas si le genu valgum est fémoral, tibial ou mixte afin d'adapter l'acte chirurgical. En effet, si un enfant présente un genu valgum important nécessitant une hémi-épiphysiodèse, il convient de l'effectuer sur la métaphyse où se situe le valgus. On cite ici l'exemple de notre patient

N°15 qui avait un genu valgum exagéré à gauche à composante purement fémorale. Il a eu en 2008 une hémi-épiphysiodèse par agrafage à gauche sur la métaphyse tibiale et non fémorale. La suite était prévisible, marquée par l'aggravation de ce genu valgum, ce qui a nécessité en 2012 l'agrafage fémoral gauche. Après cette chirurgie, l'évolution a été marquée par une correction satisfaisante du genu valgum. Donc, dans la maladie exostosante, on peut proposer, pour un valgus sévère, un geste d'épiphysiodèse médiale au niveau de la physe fémorale distale et/ou de la physe tibiale proximale selon la zone où s'est créé le valgus.

Tableau XV : *Les différentes composantes du genu valgum dans différentes études de la maladie exostosante.*

Séries	Shapiro 1979 [135]	Nawata 1995 [106]	Pierz 2002 [115]	Ferriere 2008 [140]	Notre série
Genu valgum	33%	37,5%	28%	74,5%	91,3%
Valgus fémoral dans les genu valgum	0%	25%	47%	100%	100%
Valgus tibial dans les genu valgum	100%	100%	94%	46%	19%
Conclusion	Genu valgum lié au valgus tibial	Genu valgum lié au valgus tibial	Genu valgum lié au valgus tibial et/ou fémoral	Genu valgum lié au valgus fémoral	Genu valgum lié au valgus fémoral

(c)   Cheville :

Plusieurs études ont retrouvé une nette prévalence du valgus de la cheville dans la maladie exostosante. Shapiro et al **[135]** retrouvaient une valeur moyenne de l'angle du talus de 70° ; Pierz et al **[115]** notaient 54% des chevilles en valgus sans aucun varus. **(Tableau XVI)**

Nous avons retrouvé dans notre série un angle moyen du talus de 79,2° avec :

- 9% des chevilles en varus ;
- 40,1% des chevilles normo-axées ;
- 50,9% des chevilles en valgus.

Dias et al ont retrouvé **[171]** une corrélation significative entre le raccourcissement de la fibula et le valgus de la cheville.

Nawata **[106]** et Ferriere **[140]** ont trouvé la même constatation et ont postulé que le raccourcissement de la fibula par rapport au tibia empêche la butée du talus contre la fibula et accentue sa déviation en externe, ce qui explique cette tendance au valgus de la cheville retrouvée dans la maladie exostosante.

Tableau XVI : Comparaison des variables radiométrique au niveau de la cheville entre différentes études.		
Etude / Variable	Notre étude	Autres études
Valeur moyenne de l'angle du talus	79,27°	70° (Shapiro 1979) [135]
Pourcentage des valgus de la cheville	50%	54% (Pierz 2002) [115]
Pourcentage des varus de la cheville	9%	0% (Pierz 2002) [115]

3)   Echographie :

L'échographie a un intérêt assez limité dans la maladie exostosante. Cependant, elle est fort utile dans l'analyse des complications vasculaires de cette maladie. En effet, la composante osseuse n'est pas échographiquement analysable. Par contre, l'échographie permet de mesurer de façon fiable l'épaisseur de la coiffe cartilagineuse. [201] Le cartilage, illustré ci-dessous par la flèche blanche, apparaît comme une bande hypoéchogène homogène sur la ligne hyperéchogène hétérogène de la corticale osseuse. **(Figure 46)**

L'échographie permet également de diagnostiquer une bursite inflammatoire réactionnelle. Cette bursite apparaît alors comme une collection hypo- ou anéchogène avec renforcement postérieur des échos.

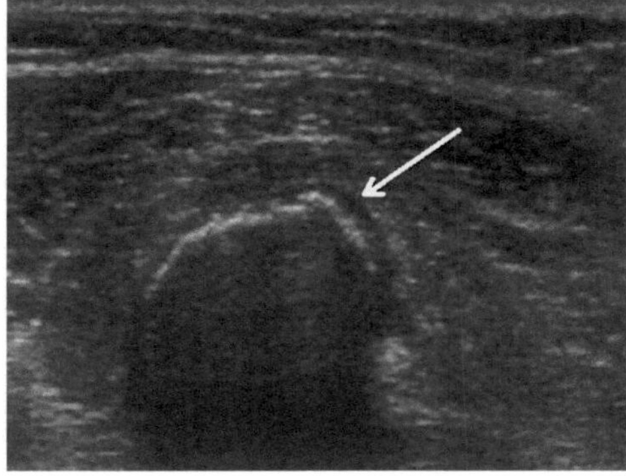

Figure 46 : Image échographique d'une exostose. **[178]**

La composante osseuse n'est pas analysable en dehors de la surface externe de la corticale. Par contre, l'épaisseur de la coiffe cartilagineuse est mesurable de façon fiable. Le cartilage est hypoéchogène (flèche blanche) sur la ligne hyperéchogène de la corticale osseuse.

4)   Scintigraphie :

La fixation du technétium-99m traduit l'augmentation de l'activité ostéoblastique dans le cadre de l'ossification enchondrale.

Comme les métaphyses voisines, les exostoses captent ce traceur radioactif de façon nette en période de croissance et mais aussi en cas de dégénérescence maligne de l'ostéochondrome. Une fois la croissance terminée, les coiffes cartilagineuses s'amincissent jusqu'à même la disparition. Ainsi, elles cessent toute activité enchondrale et ne captent plus le technétium-99m. Alors, toute hyperfixation après la fin de la croissance (vers l'âge de 18 ans) est suspecte de malignité.

A un moment donné avant la maturité osseuse, les exostoses ne sont pas toutes actives. En effet, certaines sont quiescentes, c'est-à-dire sans activité enchondrale, ce qui se traduit scintigraphiquement par l'absence de fixation à leur niveau. Après la maturité osseuse, la coiffe cartilagineuse tend à disparaître. C'est pour cela, que chez l'adulte, généralement il n'y a pas d'hyperfixation du traceur. Cependant, dans certains cas, la coiffe persiste, ainsi que l'hyperfixation du radio-traceur sans que cela indique une transformation maligne. Ce qui se traduit scintigraphiquement par des faux positifs.

Dans d'autres cas, les faux positifs (concernant l'hyperfixation scintigraphique après la maturité osseuse) peuvent être expliqués par la survenue de micro-fractures au niveau de l'exostose, ce qui provoque une hyper- vascularisation de réparation et de consolidation avec activité ostéoblastique (qui fixe le radiotraceur). [179] Mais, il faut insister comme on l'a trouvé dans notre série, sur le fait que la scintigraphie osseuse n'est pas un examen très sensible (54% dans notre étude), mais relativement spécifique (82%) quant à la détection d'exostoses.

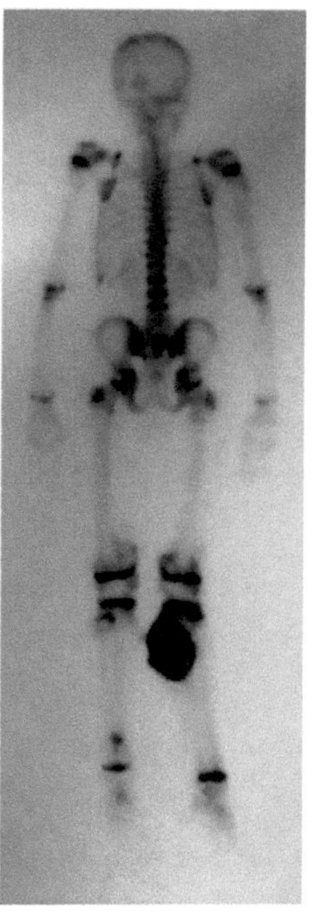

Figure 47 : *Image scintigraphique du patient N°17 évoquant une dégénérescence au niveau de l'extrémité supérieure du tibia gauche.*

Dans l'objectif de détecter la dégénérescence, la scintigraphie est un examen très sensible (100% dans notre étude), mais il manque de spécificité (83,33%, avec VPP de 50% dans notre série). Cette conclusion est aussi partagée par Lange et al. **[180, 181]**

Par ailleurs, Abello et al, n'ont trouvé aucune corrélation entre la quantité de radio-traceur fixé sur les lésions de dégénérescente et leurs grades histologiques. **[182]**

En conclusion, la scintigraphie osseuse est considérée comme étant un examen fiable pour détecter précocement des signes de malignité. D'où son indication comme un examen de débrouillage en cas de toute suspicion de transformation maligne. **(Figure 47) [180]**

5)   Tomodensitométrie (TDM) :

La sémiologie tomodensitométrique est la même qu'avec la radiographie standard. Cependant, la TDM permet de faire des reconstructions tridimensionnelles précisant l'insertion des exostoses sur l'os porteur et les rapports anatomiques pour celles qui sont profondes et inaccessibles à la radiographie conventionnelle (pelvis, rachis, scapula etc.).

Donc, pour porter le diagnostic de la maladie exostosante, la TDM n'a pas grand intérêt, car la radiographie standard suffit. Mais, avant tout acte chirurgical, la TDM est très utile pour déterminer les rapports anatomiques et devient indispensable pour les localisations profondes (pelvis etc.) ou dangereuses (vertèbres, base du crâne etc.) [183]

La séméiologie tomodensitométrique montre la continuité osseuse entre la corticale de l'os porteur et celle de l'exostose d'une part ; et la continuité entre les travées spongieuses de l'exostose et celles de l'os porteur d'une autre part. La coiffe cartilagineuse est de densité intermédiaire avec des calcifications plus denses.

L'évaluation tomodensitométrique de cette coiffe est rendu possible si la minéralisation du cartilage est suffisante. Sinon, la limite cartilage-parties molles est difficile à distinguer, ce qui rend ardu l'évaluation de l'épaisseur du cap cartilagineux. Cette insuffisance est palliée par l'IRM qui étudie mieux la coiffe cartilagineuse.

L'épaisseur du cap est très intéressante pour distinguer les lésions bénignes (ostéochondrome) des lésions malignes (chondrosarcome) qui naissent de ce cap.

6)   IRM :

L'IRM permet de bien analyser les structures anatomiques avoisinantes et leurs rapports avec l'exostose. La sémiologie est la même qu'en imagerie calcique. Le signal de la corticale et de l'os spongieux de l'exostose est comparable à l'os normal de voisinage.

A l'IRM, la coiffe cartilagineuse est parfaitement distinguée en signal faible ou intermédiaire en pondération T1 en contraste avec l'hyper signal T2. Son épaisseur ne dépasse pas 1 cm. Parfois, on peut trouver quelques piquetés en hypo signal T2 correspondant à des calcifications.

Généralement, il n'existe pas de rehaussement à l'injection de gadolinium, même si certains auteurs l'évoquent à la périphérie du cartilage. **[111]**

En matière d'étude d'exostoses rachidiennes, l'IRM s'avère un examen fort intéressant. Il permet en fait de mieux analyser la moelle épinière et de détecter une éventuelle compression médullaire. **[166]**

L'IRM est indiquée dans l'étude d'exostoses suspectes de transformation maligne. **[184]** L'intérêt est porté sur l'aspect de la coiffe cartilagineuse, minutieusement analysé par l'IRM. Au cas où la coiffe est floue, irrégulière et dépasse 2 cm d'épaisseur, on peut suspecter une dégénérescence. D'autres signes s'ajoutent à l'aspect de la coiffe lorsqu'il s'agit de détecter cette dégénérescence. On cite :

- L'érosion de la corticale ;
- Les calcifications dépassant la tumeur ;
- L'envahissement des parties molles en regard de l'ostéochondrome.

Un cap cartilagineux mesure normalement entre 3 et 6 mm d'épaisseur en moyenne. Néanmoins, il est plus épais chez les sujets squelettiquement immatures pouvant atteindre les 30 mm sans être synonyme de malignité. Cependant, plusieurs auteurs ont énoncé qu'il faut être alerte à partir d'un seuil de 10 mm. **[185-187]**

En 2010, et dans le cadre d'une étude radiologique par IRM faite sur 67 ostéochondromes et 34 chondrosarcomes secondaires, Bernard et al **[188]** ont démontré que, chez des sujets squelettiquement matures, le seuil de 2 cm d'épaisseur du cap cartilagineux peut être considéré comme une limite fiable entre bénignité et malignité. En effet, ce seuil a une sensibilité de 100% et une spécificité de 98%.

Dans notre cas, les résultats précédemment mentionnés sont respectivement une sensibilité de 100% et une spécificité de 50%. Notons que l'unique patient (N°15) qui avait une épaisseur du cap cartilagineux supérieure à 2cm, sans avoir une dégénérescence, était squelettiquement immature. Donc, cette faible spécificité est attribuée au fait que notre population d'étude avait un âge relativement jeune.

Au total, l'IRM est indispensable en cas de toute suspicion de dégénérescence. Mais, quels que soient les signes iconographiques de malignité, l'IRM et le scanner ne peuvent en aucun cas suffire pour affirmer la nature maligne d'une lésion suspecte. Il faut avoir la preuve anatomopathologique.

C) **ANATOMO-PATHOLOGIE :**

L'ostéochondrome, qui est l'unité anatomique de base de la maladie exostosante.

1)   Aspect macroscopique :

L'exostose se développe en zone métaphysaire à la surface corticale d'un os porteur auquel elle est reliée par une base d'implantation qui peut être soit large (exostose sessile), soit étroite (exostose pédiculée). Dans ce dernier cas, l'exostose s'oriente vers la diaphyse fuyant l'articulation.

Sa forme est globalement arrondie, polylobée, et sa taille est variable pouvant atteindre parfois des dizaines de centimètres. Ces exostoses touchent les zones métaphysaires les plus fertiles au niveau des physes les plus actives « près du genou, loin du coude ».

A la coupe, l'exostose est constituée de deux éléments :

- Un centre osseux spongieux creusé de cavités médullaires ;
- Un cortex à la base d'os dur compact.

Ces deux éléments sont en continuité avec ceux de l'os porteur. Un cap cartilagineux coiffe l'ensemble. Cette coiffe est formée de cartilage bleuâtre, brillant, translucide recouvrant toute la surface de l'exostose sessile, mais, uniquement le sommet dans le cas particulier de l'exostose pédiculée. **[25, 111,189] (Figure 48)**

Ce cap fait en moyenne entre 3 et 6 mm d'épaisseur. Cette coiffe cartilagineuse est d'autant plus épaisse que l'exostose est immature pouvant atteindre jusqu'à 30 mm chez l'enfant, et diminue après de taille pour ne mesurer qu'un millimètre à l'âge adulte voire même disparaître.

Plus en superficiel, se développe souvent une bourse séreuse au contact de la coiffe cartilagineuse qui a pour rôle d'isoler l'exostose des tissus voisins. Cette séreuse peut être, suite à des microtraumatismes répétitifs, le siège d'une inflammation (bursite ou hygroma).

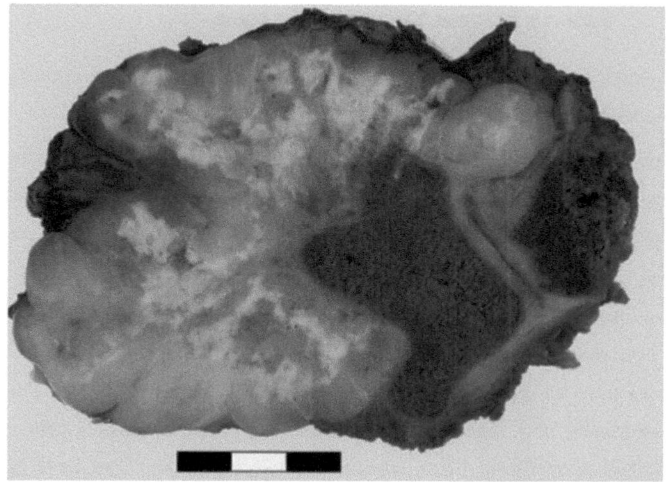

Figure 48 : *Aspect macroscopique en coupe d'une exostose dégénérée. On voit bien que le cap cartilagineux (blanc bleuâtre) est très épais (>2cm).* **[87]**

2)   Aspect microscopique :

L'histologie de l'ostéochondrome réplique celle d'un tissu normal sans atypies cyto-nucléaires mais avec une ultra-structure désorganisée et perte de la disposition classique en colonnes des chondrocytes.

La coiffe cartilagineuse est recouverte d'un périchondre en continuité avec le périoste. Elle est constituée de structures cartilagineuses lobulées, pauvres en cellules, avec des colonnes cartilagineuses désorganisées, qui baignent dans une substance chondroïde homogène. On note à ce niveau un remodelage osseux très accéléré.

Au niveau du cartilage de croissance, on retrouve une structure normale dans sa partie centrale. Cependant, en périphérie, et au voisinage de l'exostose, les colonnes de chondrocytes sont très désorganisées et obliques, avec déformation de l'encoche d'ossification dans la métaphyse anormale. **[111, 140, 189]**

3)   Transformation maligne :

A première vue, le diagnostic histopathologique de malignité semble évident, mais en réalité il est complexe et difficile à établir.

Une étude multicentrique faite, en 2012, en Europe et aux Etats Unis [309] montrait qu'il n'y a pas un *« GOLD STANDARD »* histologique en matière de distinction entre un ostéochondrome et un chondrosarcome secondaire de bas grade.

Cette étude consistait en l'analyse de 38 cas d'ostéochondromes et de chondrosarcomes effectuée par 12 anatomopathologistes spécialistes en oncologie osseuse. Les résultats étaient inattendus. En effet, il y avait plusieurs cas de discordances entre les spécialistes. Lors de cette étude, il a été trouvé que 72% des cas d'ostéochondromes non dégénérés présentaient de diverses atypies (binucléation, nécrose, calcifications irrégulières, changements kystiques etc.) et dans 56% des nodularités. Ce qui rend la distinction entre l'ostéochondrome et le chondrosarcome de bas grade très difficile et non standardisée. Néanmoins, quant au diagnostic de chondrosarcome de haut grade, il existe des critères histologiques reproductibles et fiables (La cellularité très élevée : nombre de mitoses et le pléomorphisme nucléaire).

Cette même étude a trouvé que le seul critère qui peut faire la distinction certaine entre l'ostéochondrome et le chondrosarcome secondaire de bas grade est l'épaisseur de 2cm du cap cartilagineux chez une personne qui avait eu une fermeture du cartilage de conjugaison. Ce critère est plus fiable que l'histologie même.

Cette étude, faite par Carlos de Andrea et al, a mis l'accent sur le fait que le diagnostic d'une transformation maligne dans le cadre de la maladie exostosante devrait être multidisciplinaire impliquant le chirurgien, l'anatomopathologiste et le radiologue.

III. FORMES CLINIQUES :

Il existe deux formes cliniques particulières, associant d'autres signes à la maladie exostosante. Ces formes cliniques sont causées par une délétion d'un bras d'un chromosome contenant plusieurs gènes contigus dont un gène EXT.

D'ailleurs, le chevauchement de ces formes cliniques a permis une localisation précise des gènes EXT1 et EXT2.

A)   Syndrome de Langer-Giedion

Le syndrome de Langer-Giedion [190], ou syndrome tricho-rhino-phalangien de type 2 (TRPS2), est caractérisé par l'association d'un déficit intellectuel et de nombreuses anomalies incluant une peau en excès, des exostoses cartilagineuses multiples, un visage caractéristique et des épiphyses en cône au niveau des phalanges. La sévérité et le nombre de symptômes varient d'un patient à l'autre. Les traits du visage comprennent un nez bulbeux, un philtrum large et proéminent, une lèvre supérieure fine, des oreilles décollées, des cheveux clairsemés et une petite mandibule. Il peut exister un retard de croissance, une microcéphalie, une hypotonie ou des troubles de l'audition. La présence d'exostoses − qui manquent dans le syndrome TRPS1 − concerne surtout l'extrémité des os longs, et peut provoquer des douleurs, des problèmes fonctionnels ou des déformations. Les exostoses et les épiphyses en cône apparaissent pendant les cinq premières années de la vie, durant lesquelles les infections respiratoires sont fréquentes. La prévalence de ce syndrome est inconnue. Il se transmet selon un mode autosomique dominant, mais certains cas sont sporadiques. Ce syndrome est dû à une micro-délétion chromosomique de taille variable dans la région 8q23.3-q24.13 entraînant la perte d'au moins deux gènes contigus : *TRPS1* et *EXT1*.

La gravité de la maladie est due au retard intellectuel et à l'évolution des exostoses. Le diagnostic précoce du syndrome de Langer-Giedion est important afin de proposer un conseil génétique aux familles, d'assurer un suivi orthopédique, et de prendre en charge les problèmes de croissance, d'apprentissage et d'audition. [42]

B)   Syndrome de Potocki-Shaffer :

Le syndrome de Potocki-Shaffer, appelé aussi syndrome DEFECT 11, est un syndrome à transmission autosomique dominante, se caractérisant par une délétion touchant le bras court du chromosome 11 (11p11-p12) qui englobe l'EXT2, ce qui va engendrer des exostoses multiples associées à d'autres symptômes conséquents à la délétion d'autres gènes, principalement le gène ALX4. Les autres symptômes sont : la présence d'un foramen bipariétal, un élargissement de la fontanelle antérieure, et parfois un déficit intellectuel et des anomalies crânio-faciales (brachycéphalie, front proéminent, philtrum court etc.). A ce jour, quelques dizaines de cas ont été rapportés. [191, 192]

IV. DIAGNOSTIC DIFFERENTIEL :

A)   Enchondromatose multiple :

L'enchondromatose multiple − la maladie d'Ollier d'après la terminologie de l'OMS − est une maladie génétique mais non héréditaire (non familiale), car la mutation apparaît à un stade post-zygotique. Cette maladie est due à une mutation du récepteur de la PTH. La prévalence de la maladie est estimée à 1/100000. Elle est caractérisée par la présence d'enchondromes multiples, non pas sur la surface externe de l'os comme c'est le cas de la maladie exostosante, mais plutôt dans la moelle osseuse. Ces enchondromes ont une distribution asymétrique à prédominance hémi-corporelle unilatérale entrainant des déformations et des troubles de la croissance plus sévères que ceux de la maladie exostosante. Ces enchondromes présentent aussi le risque d'une évolution maligne vers des chondrosarcomes. Les manifestations de la maladie d'Ollier débutent généralement dans la première décennie de la vie. Les lésions du cartilage peuvent être très variables (en terme de taille, de nombre, de localisation, d'évolution, d'âge au moment du diagnostic, et d'implications chirurgicales). Les problèmes cliniques causés par les enchondromes incluent des déformations squelettiques, une asymétrie de longueur des membres, une fragilisation osseuse avec risque de fractures pathologiques et un risque potentiel d'évolution maligne vers un chondrosarcome. Lorsqu'une enchondromatose est associée à des hémangiomes multiples des parties molles, on parle de syndrome de Maffucci. Jusqu'à lors, la maladie d'Ollier et le syndrome de Maffucci n'ont été décrits que chez des cas sporadiques. Le fait que cette maladie soit causée par une seule anomalie génétique ou par une combinaison de mutations (germinales ou somatiques) n'a pas encore été établi. Le diagnostic est fondé sur des analyses cliniques et radiologiques classiques. L'analyse histologique a un rôle limité et elle est utilisée au cas où une transformation maligne est suspectée. Il n'existe pas de traitement médical de l'enchondromatose. Le traitement chirurgical est indiqué en cas de complications (fractures pathologiques, problèmes de croissance, transformation maligne). Le pronostic de la maladie d'Ollier est difficile à prévoir. Comme c'est généralement le cas, les formes à début précoce sont souvent plus sévères. [193, 194]

B)   Dysplasie épiphysaire hémimélique

Cette maladie s'appelle aussi la maladie de Trevor. Il s'agit d'un trouble développemental sporadique sans caractère familial qui cause la surcroissance d'un ou de plusieurs épiphyses. Elle se caractérise par l'atteinte d'un des deux membres inférieurs sur la face médiale souvent, et rarement latérale. L'atteinte du membre supérieur est exceptionnelle. La prolifération ostéochondrale est hémimélique, médiale et épiphysaire, ce qui la distingue de la maladie exostosante.

Comme la maladie exostosante, cette pathologie est diagnostiquée dès l'enfance et les lésions arrêtent leur croissance vers la maturité osseuse. Cette affection est plus bénigne que la maladie exostosante du fait de son aspect localisé et de l'absence de risque oncologique. Cependant, le pronostic local est défavorable. **[195, 196]**

C)   Métachondromatose :

La métachondromatose (MC) est une maladie rare caractérisée par la présence de multiples chondromes et ostéochondromes de transmission autosomique dominante. La prévalence est inconnue et moins de 40 cas ont été rapportés. Les premiers signes de cette maladie apparaissent pendant les 10 premières années de la vie. Dans la plupart des cas, les ostéochondromes sont localisés sur les mains et les pieds, plus particulièrement sur les doigts et les orteils (ce sont des localisations rares en cas de maladie exostosante), et les chondromes affectent surtout les crêtes iliaques et les métaphyses des os longs. Les ostéochondromes sont petits et saillants au niveau des plaques de croissance. La MC n'entraîne ni raccourcissement des os longs, ni leur incurvation, ni déformations et subluxations articulaires. Contrairement à la maladie exostosante, les lésions de la MC diminuent progressivement de taille et peuvent régresser spontanément.

Le diagnostic repose sur les signes cliniques, les données radiographiques et la connaissance des antécédents familiaux. Cette maladie est radiographiquement caractérisée par la coexistence chondromes-ostéochondromes principalement au niveau des métaphyses des os tubulaires courts (mains et pieds). Aucune évolution maligne n'a été rapportée à ce jour. L'évolution clinique est imprévisible, car les lésions peuvent diminuer de taille voire même disparaître spontanément après la puberté. **[197, 198]**

V. EVOLUTION ET COMPLICATIONS:

A)   Evolution et surveillance :

Généralement, les exostoses apparaissent avant l'âge de 10 ans et augmentent en nombre et en taille durant toute la période de croissance. Une fois le cartilage de conjugaison fermé, leur développement s'arrête. Cependant, quelques études ont montré que leur reprise de croissance ainsi que l'apparition de nouvelles exostoses restent possibles mais exceptionnelles. Néanmoins, ces deux signes-là doivent évoquer la malignité. **[95, 116, 200]**

La disparition spontanée des ostéochondromes a été décrite dans des cas rarissimes et peut être expliquée par une interruption de la vascularisation de la tumeur, causée essentiellement par les fractures, les micro-fractures au niveau de l'exostose ou un faux-anévrysme. **[116, 201]**

Le spectre clinique de la maladie exostosante est très large, allant d'une maladie asymptomatique découverte fortuitement et très compatible avec une vie normale, à une maladie très handicapante avec un pronostic fonctionnel péjoratif. Le pronostic vital peut être engagé à cause de la transformation maligne (chondrosarcome), mais aussi à cause de complications vasculaires et nerveuses.

Dès que le diagnostic de maladie exostosante est posé, il faut faire un suivi régulier des patients afin de détecter précocement les lésions potentiellement malignes afin de les traiter à temps. L'essentiel de la surveillance doit se faire à l'âge adulte, car la plupart des transformations malignes y surviennent. Cependant, Il n'y a pas un consensus sur les modalités de surveillance. Néanmoins, la *«MHE foundation»* recommande les modalités proposées par Liesbeth Hameetman et al énoncées en 2004 **(Figure 49)**:

Chez l'enfant, et puisque le risque de transformation maligne à cet âge est minime, on peut se contenter d'une surveillance uniquement clinique avec un intervalle de 9 mois entre les consultations. D'autres explorations sont indiquées à la demande dès qu'un signe d'appel fait surface (douleurs inhabituelles, augmentation rapide de taille et autres complications), et il faut insister que le patient doit consulter à tout moment sans attendre le rendez-vous dès que des signes d'alarme sont remarqués. Le patient et ses parents doivent donc être éduqués et bien avisés de ces signes d'alarme. La surveillance doit impérativement comporter un examen neuro-vasculaire et orthopédique détaillé **(ANNEXE G)**. Il faut éviter de répéter excessivement les examens radiologiques qui ils risquent théoriquement de provoquer la dégénérescence.

La *« MHE foundation »* recommande de faire une scintigraphie osseuse de base dès la maturité osseuse qui va servir comme référence durant la surveillance de la maladie à l'âge adulte.

Certains auteurs proposent de pratiquer une IRM du rachis ou à défaut une TDM du rachis vers l'âge de 12 ans à la recherche d'exostoses rachidiennes intracanalaires qui pourraient provoquer une compression médullaire aiguë inaugurale.

Il est vrai que l'essentiel de la surveillance doit se faire à l'âge adulte, mais il est difficile de persuader les patients à cet âge de la nécessité d'une telle surveillance, car ils pensent être à l'abri de toute complication et ont du mal à accepter ce suivi, source d'anxiété. Le patient doit être bien informé sur les signes alarmants qui doivent indiquer la consultation aux plus brefs délais.

Etant donné que 9 % des dégénérescences sont asymptomatiques, il est impératif de ne pas se contenter d'une auto-surveillance associée à l'examen clinique, mais de pratiquer aussi des examens réguliers d'imagerie. **[202]**

Pour le suivi clinique et radiologique, la *« MHE foundation »* recommande un bilan clinico-radiologique annuel ou biannuel. Dans les localisations superficielles, il suffit un examen clinique bien mené associé à une auto-surveillance avisée. Par contre, dans les localisations profondes (Scapula, thorax, pelvis), il est recommandé d'effectuer annuellement ou biannuellement une surveillance radiologique combinant scintigraphie osseuse et radiographie standard. **(Figure 49)**

A l'âge adulte, toute apparition d'exostoses ou modification d'exostoses préexistantes, doit imposer la pratique d'une IRM qui va permettre l'étude de la structure de l'exostose et de calculer l'épaisseur de sa coiffe cartilagineuse afin d'évaluer l'agressivité de la lésion. Ce qui va permettre de poser les indications pour une intervention chirurgicale à temps. **[87]** La prise en charge de ces patients doit être multidisciplinaire : par l'orthopédiste, les chirurgiens vasculaires et neurologiques, le rhumatologue, le psychiatre, le médecin physiothérapeute etc.

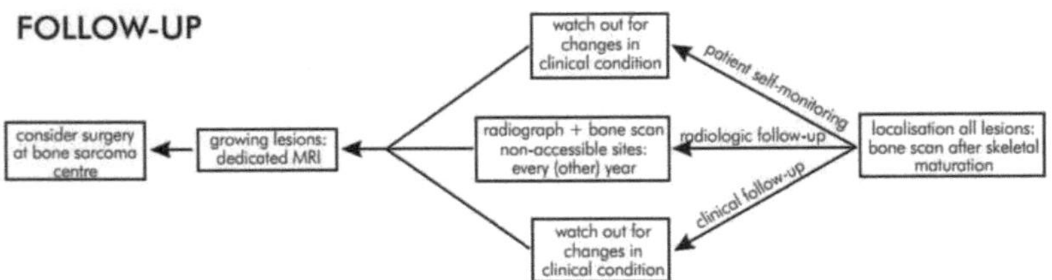

Figure 49 : Schéma de surveillance proposé par Hareetman et al et recommandé par la « MHE foundation ». [87]

B) Complications :

1) Complications esthétiques :

Peu d'études se sont intéressées à la gêne esthétique perceptible subjectivement par les patients bien que ses répercussions psychologiques semblent énormes. La gêne esthétique peut être causée par :

- Des exostoses saillantes ;
- Des déformations osseuses ;
- Des désaxations articulaires.

Noonan et al [117] ont montré que 44% des patients trouvent la déformation de leurs avant-bras esthétiquement gênante.

Dans notre série, le score moyen de la gêne esthétique était de 5,5/10. D'ailleurs, 7,89% des exostosectomies étaient pratiquées sur les genoux pour des raisons purement esthétiques.

2) Complications mécaniques :

(a) Accrochage tendino-ligamentaire :

Proche des structures musculaires, les exostoses peuvent engendrer des conflits musculo-tendineux. Par exemple, une exostose développée au niveau de la face interne de la métaphyse tibiale supérieure peut gêner la course des tendons de la patte d'oie et causer des douleurs à ce niveau.

Dans notre étude, 7,89% des exostosectomies au niveau des genoux étaient indiquées suite à ce conflit tendineux.

(b)   Bursites :

Dans les localisations où les mouvements mécaniques sont importants et du fait des phénomènes mécaniques de friction, peut se développer un épanchement liquidien au niveau de la bourse séreuse synoviale.

L'échographie et l'IRM sont les examens de référence pour mettre en évidence une image de collection liquidienne au contact du cartilage hyalin correspondant à la bursite.

Cette complication est responsable de douleurs au niveau de l'exostose et/ou de modifications inflammatoires locales pouvant mimer une transformation maligne imposant l'exérèse de l'exostose.

(c)   Retentissement articulaire :

Les troubles de la fonction articulaire sont essentiellement en rapport avec le volume des exostoses péri-articulaires, les déformations osseuses et les désaxations qui aboutissent à une limitation du jeu articulaire avec un risque accru d'arthrose précoce.

A notre insu, aucune étude ne s'est intéressée à l'association arthrose-maladie exostosante. La plupart des cas rapportés étaient des « *case report* » portant sur la hanche. **[203, 204]**

En ce qui concerne notre série, aucun cas d'arthrose précoce n'a été signalé. Nonobstant, on ne peut pas tirer des conclusions étant donné qu'on n'a pas assez de recul chronologique.

➔Au niveau du membre supérieur : La mobilité de l'épaule peut être gênée par une exostose de l'extrémité supérieure de l'humérus, ce qui a été le cas de l'un de nos patients.

La prono-supination de l'avant-bras et la flexion du coude peuvent être entravées par des exostoses radio-ulnaires ou par une luxation de la tête radiale.

➔Au niveau du membre inférieur : Une étude faite par Ferriere **[140]** s'est intéressée à quantifier le retentissement articulaire de la maladie exostosante et a trouvé que les mouvements articulaires les plus affectés étaient :

- Au niveau de la hanche : la flexion ;
- Au niveau des genoux : la flexion ;
- Au niveau de la cheville : la flexion dorsale.

Ces résultats discutés préalablement sont en accord avec notre série.

(d)   Fractures :

La maladie exostosante n'augmente pas le risque d'avoir des fractures au niveau de l'os porteur, et l'association entre fractures de l'os porteur et la maladie exostosante est une pure coïncidence. Donc, dans ce cas, la survenue de fractures est liée plutôt à la violence du traumatisme. [205]

Cependant, suite à des traumatismes, même légers, l'exostose pédiculée peut se fracturer au niveau de sa base d'insertion occasionnant des douleurs parfois intenses pouvant prêter confusion avec une dégénérescence. Ce qui pourrait justifier l'exérèse chirurgicale. La consolidation reste possible dans les délais habituels.

Dans certains cas, on a décrit une disparition spontanée de l'exostose expliquée par des fractures ou des microfractures entravant sa vascularisation.

Remarquons que ces microfractures peuvent se traduire scintigraphiquement par une image d'hyperfixation. Ce phénomène revient à un *turn over* intense et une activité ostéoblastique croissante. Ces changements scintigraphiques peuvent mimer une transformation maligne. [114, 201]

3)   Complications vasculaires :

Dans une série de 180 patients, Wicklund et al [95] ont trouvé que 11,3 % des patients avaient des complications vasculaires.

Ces complications incluent essentiellement une compression simple avec déplacement de l'axe vasculaire, un pseudo-anévrysme et une thrombose vasculaire.

De leur côté, Vasseur et al [206] ont montré que l'atteinte vasculaire était artérielle dans 91% des cas et veineuse dans 9%.

(a)   Complications artérielles :

La complication artérielle la plus fréquente est   le refoulement des axes vasculaires qui survient au cas où la base d'implantation de l'exostose est large.

Mais, si l'exostose avait une base d'implantation étroite avec un bout tranchant (exostose pédiculée), l'exostose pourrait léser l'artère causant un pseudo-anévrysme (faux-anévrysme). Cette complication peut survenir suite à des frottements récurrents ou suite à une fracture post-traumatique.

Les vrais anévrysmes restent possibles mais rares, ainsi que les fistules artério-veineuses, les embolies artérielles etc.

Le faux anévrysme correspond à une petite poche de sang communiquant avec une artère. Il est secondaire à la rupture de la paroi artérielle. N'ayant pas une paroi propre, cet hématome est alors contenu par les structures adjacentes.

La formation d'un faux anévrysme en regard d'une exostose a été décrite pour la première fois en 1953 par Paul et al. **[207]**

Vasseur et al **[206]** ont rapporté que 65% des complications artérielles de la maladie exostosante surviennent au niveau de la métaphyse fémorale inférieure et que l'artère poplitée est celle qui est la plus touchée. Cela s'explique par la fixité de l'artère fémorale dans le canal de Hunter et ses rapports étroits avec les structures osseuses environnantes qui sont d'ailleurs le siège de prédilection d'exostoses.

La localisation poplitée est donc la plus fréquente **[208-211]**, elle peut être même bilatérale. **[212]** D'autres localisations ont été rapportées : humérale, **[213]** tibiale **[206, 214]** etc. Le diagnostic de lésions est suspecté d'abord cliniquement puis confirmé par l'échographie doppler, l'angio-scanner et l'angio-IRM. **[208, 209, 211]**

La clinique est polymorphe allant d'un état asymptomatique jusqu'à un tableau foudroyant d'ischémie aiguë d'un membre. On peut avoir des douleurs fugaces vagues transitoires survenant dans certaines positions déclives, une fatigabilité à l'effort, un œdème positionnel voire véritable claudication intermittente vasculaire, une abolition des pouls distaux qui peuvent précéder les signes d'ischémie aiguë d'un membre.

A l'examen clinique, on peut trouver une masse pulsatile avec œdème discret et pouls absents ou diminués. **[215-217]** Selon Greenway **[215]**, la tuméfaction du pseudo anévrysme est non pulsatile et le pouls distal est inchangé dans 55% des cas.

Parfois, le développement d'un faux anévrysme peut aboutir à la résorption de l'ostéochondrome comme décrit par Choi Hong en 2005. **[218]**

La complication la plus redoutable du faux anévrysme est sa rupture possiblement inaugurale qui peut survenir suite à un traumatisme. **[219]**

En ce qui concerne les faux anévrysmes, le traitement chirurgical doit être urgent avant que n'apparaissent les thromboses et les embolies artérielles, de pronostic péjoratif.

Outre la résection totale de l'exostose, le traitement doit comporter aussi la réparation vasculaire. La suture reste possible, mais moins pratiquée en raison d'une paroi artérielle inflammatoire cruentée hyper-méta-plasique au contact de l'exostose. Le geste vasculaire doit donc comporter le plus souvent une résection des berges de l'orifice et le rétablissement de la continuité par angioplastie veineuse. **[208, 210, 220]**

Etant donné la lourdeur de cet acte chirurgical, certains auteurs proposent l'exérèse préventive des exostoses situées sur les trajets vasculaires. **[221]**

(b) Complications veineuses :

Les complications veineuses (9%) sont beaucoup plus rares que les complications artérielles (91%). Il s'agit essentiellement de la compression veineuse. Au début, les signes sont frustes intermittents et apparaissent uniquement dans certaines positions déclives. Cette compression veineuse peut présenter les signes cliniques suivants :

- Une sensation de pesanteur ;
- Un endolorissement et un picotement des extrémités ;
- Une dilatation veineuse superficielle avec œdème modéré et cyanose distale positionnelle traduisant l'insuffisance veineuse.

La thrombose veineuse survient principalement au niveau poplité et peut avoir les mêmes complications qu'une thrombose fibrino-cruorique (embolie pulmonaire, embolie paradoxale etc.). **[222]**

4) Complications thoraciques :

La localisation costale dans la maladie exostosante est relativement fréquente et estimée à 40% par Schmale. **[98]**

(a)   Hémothorax :

Les exostoses costales sont une étiologie exceptionnelle de l'hémothorax. **[223-226]** Deux grands mécanismes physiopathologiques des hémothorax non traumatiques sont décrits et discutés dans cette pathologie :

- Le premier mécanisme est une plaie directe du parenchyme pulmonaire, de la plèvre ou du diaphragme causée par l'exostose **[227-229]** ;
- Le second, a pour origine une inflammation chronique locale liée aux frottements de l'exostose sur les structures avoisinantes (en relation avec les mouvements respiratoires). Cette inflammation donne lieu à des remaniements des parois vasculaires, à une néo-vascularisation et à une formation de micro-anévrysmes pouvant se rompre.

Cette dernière hypothèse est étayée par le fait que dans la majorité des cas, on ne trouve pas de plaie hémorragique macroscopique à la chirurgie d'exérèse, mais plutôt, des remaniements inflammatoires au niveau de la plèvre en regard de l'exostose saignant au moindre contact. **[223, 229-231]**

Cependant, chez un patient atteint de la maladie exostosante et qui présente un hémothorax spontané, il faut s'acharner d'abord à éliminer les autres causes d'hémothorax spontané (infections, affection pleurale maligne, coagulopathies, rupture anévrysme de l'aorte …etc.) avant de conclure à l'imputabilité de la maladie exostosante qui reste un diagnostic d'élimination. **[232, 233]**

Toutefois, Tomos et al ont décrit le cas d'un enfant de 14 ans ayant eu un hémothorax bilatéral dû à la maladie exostosante. **[234]**

(b)   Pneumothorax et hémo-pneumothorax :

Le pneumothorax et l'hémo-pneumothorax restent possibles si l'exostose lèse le parenchyme pulmonaire et provoque le passage de l'air dans la plèvre. Cependant, cette complication reste rarissime, et il existe uniquement quelques cas publiés dans la littérature. **[235]**

(c)   Perforation péricardique :

Cette complication a été décrite dans quelques cas et présente le risque théorique grave qui est la rupture cardiaque après un traumatisme thoracique. **[225, 230]**

Pour toutes ces complications, il faut faire une exérèse de l'exostose en cause et procéder à l'examen anatomopathologique à la recherche d'une dégénérescence.

5)   Complications neurologiques :

Proches des structures nerveuses, les exostoses peuvent entrainer des troubles neurologiques par compression directe de ces structures. L'atteinte peut être périphérique impliquant un tronc nerveux ou ses branches, sinon centrale impliquant la moelle épinière ou la racine nerveuse.

(a) Compression neurologique périphérique

Les atteintes les plus fréquentes sont celles du nerf sciatique poplité externe au niveau des membres inférieurs, et celles du nerf radial au niveau des membres supérieurs. Cette compression nerveuse se traduit par des troubles sensitivomoteurs et peut se compliquer d'une atrophie musculaire importante, et si la lésion n'est pas traitée à temps, peut survenir une dilacération irréparable du nerf comprimé. [236]

A chaque consultation, doit être minutieusement pratiqué un examen neurologique afin de détecter précocement ces complications. Une légère asymétrie des réflexes ostéotendineux ou l'apparition de quelques paresthésies peuvent indiquer une lésion neurologique débutante.

Wicklund et al [95] ont trouvé que 22,6% des patients avaient des symptômes de compression nerveuse périphérique.

Chez nos malades, un seul patient a présenté une compression nerveuse périphérique, celle de la sciatique poplitée externe par une exostose fibulaire supérieure. L'exérèse a résolu le problème.

(b)   Compression neurologique centrale

Les exostoses rachidiennes ou costales, bénignes ou dégénérées peuvent être responsables d'une compression médullaire ou radiculaire, d'un syndrome de la queue de cheval ou d'un syndrome du cône terminal. [237, 238]

Ces complications surviennent le plus souvent chez l'adulte jeune et rarement avant l'âge de 10 ans.

L'essentiel des compressions radiculo-médullaires est provoqué par des exostoses rachidiennes qui prennent naissance à partir du corps vertébral ou de l'arc postérieur.

La localisation préférentielle des compressions médullaires est souvent cervicale, rarement dorsale, et plus rarement lombaire. [239]

Quant aux lésions ostéochondromateuses de la colonne vertébrale, on est face à trois problèmes.

Premièrement, ces lésions souvent asymptomatiques peuvent se compliquer d'une compression médullaire aigue inaugurale soit de façon inopinée, soit après un traumatisme rachidien, minime même. [240]

Deuxièmement, les lésions les plus menaçantes d'une compression médullaire, sont intracanalaires. N'ayant pas une composante postérieure palpable, elles sont inaccessibles à l'examen clinique.

Troisièmement, et comme l'ont trouvé Roach et al. en 2009, [149] quoique 68% des patients avaient des exostoses vertébrales et 27% des exostoses intracanalaires, uniquement 16% des exostoses rachidiennes sont détectables par la radiographie standard.

A la base de ces considérations, on peut justifier le choix d'un examen systématique d'imagerie par IRM du rachis, à défaut par une TDM, de tous les patients vers l'âge de 10 à 12 ans à la recherche de lésions vertébrales menaçantes. Cette brève détection nous permettrait de traiter à froid ces lésions avant d'éventuelles complications. Mais, pour généraliser de telles recommandations, il faut une étude pour évaluer le rapport coût-bénéfices.

Cependant, les atteintes médullaires sont habituellement d'un début insidieux de compression médullaire chronique suivi d'une évolution lente. [113, 240-243]

Les signes cliniques alarmants sont les rachialgies, la raideur rachidienne, les radiculalgies (névralgies cervicobrachiales, cruralgies, sciatalgie, douleurs intercostales etc.), les troubles sensitifs à type d'hypo-anesthésie (thermoalgique et/ou sensibilité profonde) , les paresthésies (fourmillements, sensation de ruissellement, les troubles des réflexes ostéotendineux, les ataxies, les troubles génito-sphinctériens (dysurie, constipation, rétention, impériosité mictionnelle, impuissance sexuelle) , les claudications intermittentes médullaires etc.

Une fois le tableau clinique complet, le diagnostic sera évident avec une prédominance unilatérale de paraplégie, paraparésie, tétraplégie ou tétraparésie, réversibles au cas où l'intervention chirurgicale est rapide. **[244, 245]**

Le traitement serait une laminectomie décompressive associée à l'exérèse de l'exostose. **[151, 246, 247]**

Dans le cadre de la maladie exostosante, Hamann et al **[248]** ont rapporté en 1992 treize cas de tétraparésie spastique sans signes de compression médullaire à l'IRM et ont évoqué par la même occasion l'éventualité d'un nouveau syndrome. Aucune autre étude n'a révélé le même phénomène.

Quant à nous, l'examen neurologique n'a pas révélé des signes de compression médullaire notamment chez les 4 patients porteurs d'exostoses rachidiennes.

6)   Complications obstétricales :

Les exostoses du bassin peuvent causer entre autres des menaces d'accouchement prématuré par compression du mobile fœtal, et des dystocies du fœtus imposant parfois la césarienne. **[249]**

En 2012, **[125]** Goud et al ont trouvé que plus de la moitié des femmes malades ont eu des complications durant la grossesse à type de menace d'accouchement surtout. Les auteurs ont fait le lien entre cette complication et l'existence d'exostoses du bassin. Dans la même étude, la césarienne a été indiquée dans 34% des cas, soit 2,5 fois le taux dans la même population générale (Pays-Bas). Wicklund et al **[95]** ont trouvé les mêmes résultats dans une autre étude.

Anecdotiquement, il a été découvert en suède en 1974, le squelette d'une femme datant de l'année 1250 après Jésus Christ, âgée de 20 ans lors du décès, enceinte avec son fœtus à terme, cette femme avait une très grande exostose au niveau de l'ilium faisant obstacle au mobile fœtal lors de l'accouchement. Les paléontologues ont conclu que cette femme était morte lors de l'accouchement. **[250]**

7) Complications rares :

On peut citer sans trop détailler quelques complications rarissimes :

- Un cas d'exostose cervicale haute qui a provoqué une dysphagie; **[251]**
- Une rupture de la rate causée par une exostose costale ;
- Une obstruction urinaire causée par une exostose ; **[161]**
- Un syndrome occlusif causé par exostose du L3 dégénérée grade II ; **[252]**
- Des pneumopathies à répétition en regard d'une exostose costale. **[253]**

8) Transformation maligne :

C'est la complication majeure de la maladie exostosante. Cette dégénérescence est exceptionnelle chez l'enfant. Elle atteint un pic vers la 3ème ou la 4ème décennie, c'est-à-dire plus précocement que le pic du chondrosarcome primaire (6ème décennie). **[92, 110, 254]**

En effet, comme il a été déjà mentionné, la transformation maligne est due à l'accumulation de mutations génétiques supplémentaires (p53, Rb etc.) **[77, 85, 84]** Donc, la dégénérescence est rare chez l'enfant **[255-258]**, mais reste possible et on peut en citer comme exemple le patient N°17.

Ce risque de transformation maligne varie, selon les auteurs et les études, entre 0,5% à 25%. **[108, 202, 254]** Cette disparité est due essentiellement à des biais de sélection. Des études plus récentes, moins biaisées, ont estimé le risque de dégénérescence à 3 - 5%. **[98, 104, 129, 249, 259]**

C'est qui est considérablement élevé par rapport au risque de dégénérescence de l'ostéochondrome solitaire. **[202]**

Donc, en considérant le risque de chondrosarcome dans la population générale qui est entre 1/100000 et 1/250000 **[98]**, la maladie exostosante multiplie par 1000 à 2500 le risque d'avoir un chondrosarcome, ce qui est un risque relatif élevé. Le risque de cette dégénérescence a été estimé à 0,1% par an et par patient. **[75, 95]**

Cependant, la dégénérescence des exostoses n'est pas exclusivement chondrosarcomateuse, qui reste par ailleurs la forme histologique prédominante (94%). Dans les 6% restants, on énumère un ostéosarcome, un fibrosarcome, une histiocytose fibreuse maligne etc.

Toutefois, on peut assister à la coexistence, chez le même patient, de deux formes histologiques distinctes. Bovée en a rapporté, en 2002, un cas s'agissant d'un patient de 40 ans atteint simultanément d'un chondrosarcome et d'un ostéosarcome secondaires. **[260]**

Garrison et al **[202]** ont noté que 85% de leurs 75 patients, qui avaient un chondrosarcome secondaire à des ostéochondromes, étaient Grade I (bas grade), le reste était grade II ou III (haut grade). Karbowski et al ont confirmé cette constatation. **[261]**

Le chondrosarcome de bas grade a une agressivité uniquement locale et ne métastase jamais avec une survie de 83% à 10 ans. Les autres grades métastasent aux poumons et aux ganglions, avec une survie à 10 ans pour le grade III de 29% uniquement. **[118, 262, 263]**

En 2012, un cas intéressant a été rapporté en Inde par Anantharamaiah et al, **[264]** il s'agissait d'un patient âgé de 22 ans, atteint de la maladie exostosante, diagnostiqué d'un chondrosarcome grade I confirmé par une biopsie. Mais, ce patient a refusé de se faire opérer. Il a reconsulté après 6 mois pour une exacerbation de la symptomatologie dans la même localisation. La seconde biopsie a mis en évidence un chondrosarcome de grade II.

Cela plaide en faveur de l'hypothèse que sur un ostéochondrome non dégénéré surviennent des mutations additionnelles modifiant le cycle cellulaire et engendrant ainsi la transformation maligne au premier grade. D'autres mutations s'ajoutent au fil du temps pour provoquer la transformation du chondrosarcome du bas grade vers un chondrosarcome de haut grade plus agressif.

Ainsi, les localisations les plus susceptibles d'avoir une dégénérescence sont celles capables d'évoluer dans le temps sans se faire remarquer, telles que les localisations profondes (bassin par exemple).

Donc, trois quarts des dégénérescences touchent les ceintures pelviennes, scapulaires ainsi que le rachis. Mais, toutes les localisations peuvent être impliquées. Citons ici le cas d'une dégénérescence de l'os cuboïde. **[265]**

L'atteinte multifocale reste possible, et ont été rapportés plusieurs cas présentant deux, voire trois chondrosarcomes secondaires synchrones touchant différentes localisations. [255, 266]

Le pronostic, relativement sombre de la dégénérescence, a incité certains auteurs à chercher des facteurs prédictifs de cette transformation maligne. Mais, il a été prouvé que les éléments définissant la gravité clinique de la maladie, tels que la petite taille, le nombre d'exostoses, les limitations fonctionnelles, les déformations osseuses et articulaires, ne sont pas des éléments prédictifs du risque de dégénérescence maligne. [67]

Le seul élément prédictif de la dégénérescence est la mutation EXT1. En effet, il a été démontré que 80% des dégénérescences sont attribuées à la mutation de ce gène, Ce qui correspond à un risque relatif [1] de 2. [67, 72, 75, 98]

Il faut remarquer aussi que le risque de dégénérescence est plus important dans les cas sporadiques que dans les cas familiaux. [98, 267]

De point de vue clinique, une fois la croissance terminée, une exostose reste quiescente et ne grossit plus à l'âge adulte. Certains signes cliniques doivent faire suspecter une dégénérescence après la fin de la croissance. On cite :

- L'augmentation de la taille d'une exostose ;
- L'apparition de douleurs ou de signes inflammatoires ;
- La compression vasculaire ou nerveuse. [268, 269]

Dans une étude faite par Garrison, [202] il a été trouvé que 9% des dégénérescences étaient asymptomatiques et sont alors fortuitement découvertes à l'imagerie. Le tableau suivant illustre les signes cliniques retrouvés lors de la transformation maligne dans la même étude. (Tableau XVII)

---

[1] Le gène EXT1 muté représente 40% de la maladie exostosante. 80% des dégénérescences surviennent sur ce gène là. Cela correspond à un risque relatif de dégénérescence de 2.

Tableau XVII : Les signes cliniques retrouvés lors de la dégénérescence selon l'étude de Garrison et al 1982. [202]	
Signes retrouvés lors d'une dégénérescence	**Pourcentage des patients**
Augmentation de la masse tumorale	58%
Des douleurs au niveau de la tumeur	52%
Une compression digestive, urinaire, neurologique ou autres	5%
Patient complètement asymptomatique	9%

D'une façon générale, il faut conseiller les patients de consulter dès qu'ils s'aperçoivent au minimum de l'un des signes suivants : l'augmentation de la taille des exostoses, l'apparition des douleurs, l'inflammation de la peau.

Comme on l'a déjà vu, une transformation maligne peut survenir asymptomatiquement (**Tableau XVII**). Ce qui soulève la problématique des modalités de la surveillance des patients atteints. En effet, aucune étude n'a attesté de l'efficacité de l'examen clinique annuel pour dépister les dégénérescences, mais plusieurs ont montré que l'examen clinique seul, sous-estime largement le nombre d'exostoses, surtout dans le squelette axial: siège de prédilection de la dégénérescence. [257]

Donc, la surveillance clinique seule semble inappropriée, et on préfère le dépistage par un examen d'imagerie. Cependant ce sujet demeure controversé, car en utilisant les rayons X (surtout la TDM très irradiante), on risque de provoquer une dégénérescence à travers des mutations supplémentaires par irradiation ionisante. Donc, on préfère la scintigraphie et la radiographie standard qui ont un risque d'irradiation minime. Mais de toute façon, aucune étude n'a été menée pour montrer les avantages de telle procédure comme il a été fait pour le cancer du sein et la mammographie. [67, 270]

Donc, une surveillance radiologique systématique n'est pas conseillée par la majorité des auteurs sauf pour les exostoses dont les localisations sont à risque de dégénérescence (bassin, ceintures scapulaires et pelviennes).

Le bilan d'imagerie permet d'apporter des arguments de présomption d'une dégénérescence. En radiographie, on peut trouver la reprise de la croissance de l'exostose, des plages d'ostéolyses irrégulières de la base d'implantation, une destruction de l'os porteur et la présence de calcifications à distance de l'exostose témoignant de l'envahissement des tissus voisins.

La scintigraphie osseuse permet de faire un aperçu de tout le corps. En cas de transformation maligne, elle montre des images d'hyperfixation qui ne sont pas pathognomoniques. [179] (**Figure 50**)

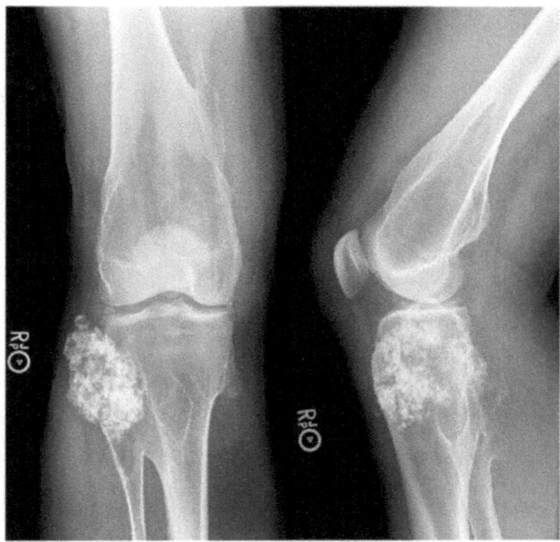

Figure 50 : *Radiographie montrant une transformation maligne d'une exostose, les calcifications irrégulières sont fort évocatrices d'une dégénérescence. [25]*

L'échographie permet une étude de la coiffe cartilagineuse qui est de taille augmentée lors de la transformation maligne.

L'examen d'imagerie le plus spécifique (98%) et le plus sensible (100%) reste cependant l'IRM. Elle permet de mesurer l'épaisseur de la coiffe cartilagineuse d'aspect flou et irrégulier qui dépasse les 2 centimètres dans les dégénérescences. [188]

Contrairement à l'anatomopathologie, l'imagerie n'apporte pas un diagnostic de certitude de malignité, mais plutôt des arguments de présomption. Cependant, quant à la distinction entre un ostéochondrome et un chondrosarcome secondaire de bas grade, l'épaisseur du cap cartilagineux évaluée par l'IRM s'avère un critère fiable.

Il faut aussi signaler que la biopsie peut être faussement rassurante si le prélèvement est fait en zone bénigne de l'exostose. C'est pour cela que la biopsie n'est pas indiquée, mais il faut, face à toute suspicion de dégénérescence, faire une exérèse large en-bloc dans les règles de la chirurgie carcinologique. [271]

En 2005, Donati et al, [263] ont retrouvé, dans une série de patients ayant des chondrosarcomes secondaires grade I et II, un taux de récurrence local de 23% avec une exérèse inadéquate et un risque de 3% après une exérèse large.

VI. TRAITEMENT :

Le traitement curatif de la maladie exostosante est exclusivement chirurgical.

A)   Principes du traitement :

Enlever toutes les exostoses n'est pas envisageable, car elles sont très nombreuses et risquent de récidiver.

En effet, le taux de la récidive après résection d'un ostéochondrome est variable selon l'âge de l'opéré. Shin et al [272] ont trouvé un taux de récurrence de 53,8% chez les patients âgés de moins de 10 ans et un taux de 11% chez les patients âgés de plus de 10 ans. Néanmoins, ils n'ont trouvé aucune récurrence à l'âge adulte. Le taux de la reprise chirurgicale a été évalué à 36,4%.

Quant à notre série, 4 patients (23,5%) ont récidivé dont deux ont subi une reprise chirurgicale.

Cette récidive âge-dépendante s'explique par l'exérèse incomplète de l'exostose laissant surtout l'élément fertile (le cap cartilagineux)[1]. Même si l'exérèse a été complète, l'exostose peut récidiver dans le cas où le cartilage de croissance n'est pas fermé (enfants). [92, 100] Cela explique la rareté des récidives à l'âge adulte.

Ces données soulèvent la problématique du *« timing »* de l'éventuelle intervention. Trop précoce, elle peut être compromise par une récidive des exostoses. Trop tardive, elle ne peut pas éviter les complications locales déjà développées (Déformations axiales, raccourcissement des os, atteinte fonctionnelle etc.).

Une autre donnée s'ajoute. Il s'agit de la manipulation peropératoire du cartilage de conjugaison entrainant un risque d'épiphysiodèse. Cela donne lieu à une inégalité iatrogène de la longueur des membres par stérilisation de ce cartilage noble.

Cela rend le choix de l'âge idéal pour l'intervention encore plus difficile à déterminer. Mais, d'une façon générale, s'il est possible d'attendre, il est préférable d'opérer une fois la croissance terminée afin de limiter le risque de récidives et

---

[1] Comme c'est le cas de notre patient N°12.

d'épiphysiodèse sauf grand risque de lésions séquellaires constituées (grandes déformations, atteinte fonctionnelle majeure etc.) qui nécessitent une intervention précoce et agressive.

Les indications chirurgicales sont variables et peuvent être d'ordre curatif ou préventif. On opère les exostoses douloureuses, ou celles qui entrainent des complications comme les compressions vasculo-nerveuses, les conflits tendino-musculaires, les limitations importantes de la mobilité articulaire ou suspectes de dégénérescence. On peut également retirer des exostoses fonctionnellement ou esthétiquement gênantes. [98, 115]

Enfin, une chirurgie peut être proposée d'une manière prophylactique face à des exostoses en regard des trajets vasculo-nerveux ou face à des exostoses de la colonne vertébrale intracanalaires qui menacent d'évoluer vers la compression médullaire. [217]

En ce qui concerne notre cas, l'intervention chirurgicale pratiquée était essentiellement l'exostosectomie. Parmi ces exérèses, 4 ont été faites au niveau de la hanche, 4 au niveau de la cheville, 38 au niveau des genoux et 5 dans d'autres localisations (rachis, épaule, côte). Les indications étaient essentiellement la gêne fonctionnelle associée à des douleurs (62,7% des exostosectomies), la suspicion de dégénérescence (9,8%), la limitation articulaire douloureuse (7,84%), la gêne esthétique (5,88%), les conflits tendineux en particulier patte d'oie (5,88%), les déformations articulaires surtout genu valgum (3,92%) et les compressions vasculo-nerveuses (3,92%).

B)   Exostosectomies :

Darilek et al [124] ont trouvé en 2005 que 80% des patients ont subi au moins une seule exostosectomie de leur vivant. Ils ont fait la constatation d'un cas qui a eu 40 exostosectomies alors que la moyenne retrouvée était entre 2 et 3 exostosectomies par patient.

Schmale et al [98] ont trouvé des résultats pareils avec 74% des patients qui ont eu des exostosectomies, avec une moyenne de 3 exostosectomies par patient.

Quant à notre étude, on a trouvé une moyenne de 3 exostosectomies par patient, mais sans qu'il y ait un recul chronologique suffisant.

Sur le plan technique, il faut enlever toute l'exostose y compris sa base d'implantation et son cap cartilagineux, pour éviter les risques de récidives. Cela pourrait être impraticable du fait des rapports très intimes de l'exostose avec les structures nobles (artères, nerfs etc.).

Ces rapports étroits avec les structures nobles exposent aux risques de complications peropératoires du type lésion accidentelle, ce qui impose un repérage de ces structures dans le premier temps opératoire.

Concernant nos patients, nous avons le cas d'un patient qui a eu une lésion de l'artère fémorale superficielle avec hématome du genou de 1 litre traité correctement en urgence. La même complication est survenue chez un patient de la série de Schmale en 1994. [98]

Un autre cas rapporté par Belhocine et al, [252] s'agissant d'un patient âgé de 31 ans qui a présenté une occlusion intestinale aiguë causée par une exostose de L3 dégénérée en grade II dont l'exérèse chirurgicale est rendue incomplète à cause de l'envahissement de l'aorte. Un mois après la chirurgie initiale, il a été réopéré en urgence pour rupture de l'aorte abdominale sous rénale et a bénéficié d'un pontage aorto-bi-iliaque. L'issue a été favorable.

En tout cas, et pour éviter ce genre de complications postopératoires prévisibles, il faut procéder de manière préventive à faire une résection dès qu'une exostose menace par sa localisation d'être en rapport intime avec une structure noble.

Une élément noble doit attirer notre attention : le cartilage de conjugaison. En effet, il faut garder une distance de plus de 1 cm de ce cartilage pour ne pas risquer sa stérilisation. Cependant, cette marge de 1cm rend parfois la résection complète de l'exostose impossible, ce qui expose au risque de récidive.

D'une manière générale, lorsqu'il s'agit d'exérèse d'exostose, il ne faut enlever ni très peu (risque de récidive), ni trop d'os. Dans ce dernier cas, on court le risque de fragilisation de l'os porteur qui prédispose aux fractures secondaires. Mais parfois, on est obligé à pratiquer des exostosectomies larges qui compromettent la stabilité osseuse, ce qui nécessite de faire une immobilisation préventive postopératoire chez l'enfant ou bien une ostéosynthèse chez l'adulte.

C)   Traitement de l'avant-bras :

La séquence chronologique proposée par plusieurs auteurs concernant l'atteinte de l'avant-bras commence par le raccourcissement de l'Ulna en distal causée par un trouble intrinsèque de croissance ou par des exostoses. Ce raccourcissement cause une incurvation du radius avec déformation de l'avant-bras en gênant la fonction. La conséquence d'une progression de la déformation osseuse est la dislocation complète de la tête radiale (luxation de la tête radiale) qui va se traduire cliniquement par des douleurs, une diminution de la mobilité de l'avant-bras (prono-supination) et du coude avec une saillie sous-cutanée.

L'intérêt de la chirurgie est d'éviter cette évolution. Il faut traiter de manière préventive avant l'apparition des troubles fonctionnels et des déformations osseuses et articulaires. Certains auteurs ont proposé le seuil de 2 cm de différence de longueur entre le radius et l'ulna comme valeur limite pour intervenir avant que l'incurvation radiale ne s'établit avec toutes ses conséquences. Plusieurs auteurs ont calqué le modèle précité et ont proposé des chirurgies pour prévenir le handicap fonctionnel en agissant sur les étapes initiales. [273]

Parmi les chirurgies proposées, on peut citer : l'allongement ulnaire progressif par fixateur externe ou extemporané par greffe osseuse, l'ostéotomie radiale de valgisation, le raccourcissement radial, l'opération de Sauvé kapandji et l'épiphysiodèse latérale transitoire par agrafes sur la physe distale du radius.

L'allongement ulnaire est la procédure de correction axiale la plus étudiée. Les résultats postopératoires sont décevants. Akita et al [274] ont trouvé que même associée à l'ostéotomie radiale, cette procédure n'était pas efficace en termes de bénéfices fonctionnels.

Il faut aussi considérer le risque de récurrence du raccourcissement ulnaire dans un an et demi, notamment si le patient opéré est squelettiquement immature. [159, 274-277]

En 2007, Akita et Murase [274] ont étudié sur 31 avant-bras, avec un recul de 13 ans, les résultats des procédures de correction axiale (ostéotomie radiale, allongement cubital, raccourcissement radial etc.) comparativement à l'exostosectomie simple. Ils ont trouvé que la seule procédure associée à des complications était l'allongement ulnaire avec 6 cas sur 18 (33%). Ces complications sont essentiellement la désunion de l'avant-bras, la fracture de la cal osseuse, la parésie du nerf radial. Ils ont conclu que pour les procédures de correction axiale, il y a une amélioration clinico-radiologique significative en postopératoire précoce. Mais, elle ne persiste pas sur le long terme.

Shin et al [272] ont trouvé que l'allongement ulnaire améliore les paramètres radiologiques et esthétiques et non pas les paramètres cliniques et fonctionnels.

Noonan et al [117] ont confirmé chez 39 patients que la chirurgie correctrice des déformations osseuses de l'avant-bras n'améliore pas significativement la fonction mais améliore surtout l'esthétique : qui semble être la principale indication de ces procédures. C'est ce qui a été remontré par Pritchett et al [276], Wood et al [278] et Arms et al [279].

En conclusion, la correction des déformations osseuses axiales et l'amélioration fonctionnelle ne sont pas corrélées, et avoir des déformations même sévères de l'avant-bras ne signifie pas forcément une atteinte fonctionnelle grave. C'est pour cela, et selon Akita, [274] la correction chirurgicale des déformations osseuses n'améliore pas significativement la fonction sur le long terme. Dans ce sens-là, aucune corrélation n'a été trouvée entre les paramètres radiologiques et l'atteinte fonctionnelle.

Stanton et Hansen [127] ont trouvé que leurs patients toléraient très bien les déformations des membres supérieurs et avaient peu de perte en fonction subjectivement et objectivement mesurée.

Donc, étant donné que la chirurgie de l'avant-bras n'a pas pour but unique de rétablir un axe osseux normal (traiter les déformations), mais plutôt de restaurer une fonction satisfaisante et indolente de l'avant-bras, les auteurs [280] ne proposent plus comme auparavant de faire des chirurgies itératives des déformations axiales osseuses pour prévenir le handicap fonctionnel. [159, 274]

Au vu et au su des résultats de l'étude de Litzelmann et al [281] faite en 2012 sur 27 avant-bras opérés avec un recul de 18 ans, il semble que seule l'instabilité symptomatique de la tête radiale chez les enfants (<18 ans) paraît être une indication chirurgicale formelle pour l'allongement ulnaire progressif par fixateur externe.

Cependant et chez l'adulte, la résection de la tête radiale disloquée sera la bonne thérapie pour améliorer la mobilité de l'avant-bras dans ce cas. [135, 282]

Chez l'enfant, la résection de la tête radiale disloquée est un mauvais choix thérapeutique, car la persistance de l'agent causal de la dislocation de la tête radiale (qui est la dysharmonie de croissance entre les 2 os de l'avant-bras) va de nouveau chasser le moignon radial sous la peau. Ce qui nécessite une nouvelle résection qui serait suivie du même résultat et aggraverait la brièveté de l'avant-bras. [278]

Mais, quel que soit l'âge, la réduction chirurgicale de la tête radiale n'est pas la bonne thérapie et plusieurs études ont témoigné de son inefficacité à long terme sur les douleurs et la mobilité articulaire, encore pire, cette procédure peut amorcer des changements dégénératifs au niveau du coude. [274] En conclusion, les procédures de correction axiale fournissent à long terme une amélioration radiologique et esthétique mais non fonctionnelle.

En contrepartie, et comme l'ont indiqué Shin et al [272] en 2006, la simple exérèse des exostoses n'améliore pas significativement les paramètres radiologiques mais améliore les paramètres fonctionnels à long terme et particulièrement la supination de l'avant-bras. Mais, est-ce-que la simple exostosectomie peut contrôler la progression de la maladie et corriger les déformations si elle a été faite précocement ? Ce sujet reste controversé.

En 1984, Fogel et al [159] ont trouvé, dans une étude faite sur 10 patients, que bien que la simple exostose précoce améliore les troubles fonctionnels de l'avant-bras, elle reste inefficace pour contrôler la progression des déformations. Par contre, d'autres séries [135, 275] ont montré que la simple exérèse précoce des exostoses de l'avant-bras est efficace pour prévenir la progression de la maladie et peut corriger l'incurvation du radius tout en améliorant les paramètres fonctionnels de l'avant-bras.

En 2007, Ishikawa et al [170] ont résolu en partie cette controverse, en faisant une étude sur 13 patients moyennement âgés de 8 ans et présentant 14 avant-bras déformés. Ils ont montré que l'efficacité de l'exostosectomie dans la prévention de la progression de la maladie exostosante et dans la correction des déformations au niveau de l'avant-bras dépend essentiellement de la localisation des exostoses.

En effet, l'exostosectomie serait efficace dans la correction de l'incurvation du radius, dans le raccourcissement ulnaire et dans la prévention de la progression de la maladie si l'exostose se localise sur le versant radial de la partie distale de l'ulna. Cela s'explique par la compression de cette exostose sur le radius favorisant son incurvation. **(Figure 51)**

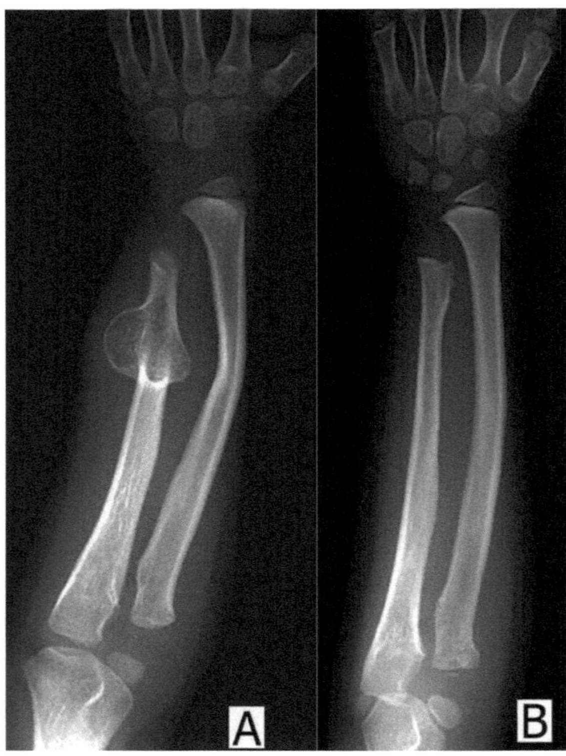

Figure 51 : *Radiographies de l'étude d'Ishikawa 2007* **[170]**

A : *Une radiographie d'une fille de 4 ans qui avait une exostose du versant radial de l'extrémité inférieure de l'ulna avec incurvation de l'avant-bras.*
B : *La même fille à 27 mois en post-opératoire, on voit bien l'amélioration de l'incurvation de l'avant-bras.*

Dans le cas contraire où il existe une exostose du versant radial de l'ulna distale associée à une exostose du versant ulnaire du radius distal (*kissing exostoses*), la simple exostosectomie ne sera pas aussi efficace.

On peut expliquer ce résultat par le fait que dans ce cas, l'incurvation radiale n'est pas la conséquence d'une compression par une exostose ulnaire, mais le produit d'un trouble intrinsèque de la croissance distale du radius dû à l'existence d'une exostose proche du cartilage de conjugaison.

Mais, il faut noter que dans les deux cas, Ishikawa et al ont trouvé qu'il y avait une récurrence des exostoses chez 50% des opérés. On peut l'expliquer par l'âge jeune des opérés (8ans). **[170]**

Pritchett et al **[276]** ont recommandé d'être le plus agressif possible dans l'exérèse des exostoses chez les sujets les plus jeunes pour éviter la récidive.

Donc, les exostosectomies améliorent les paramètres fonctionnels de l'avant-bras quelle que soit la localisation des exostoses. Mais, seule l'exérèse des exostoses isolées de l'extrémité distale de l'ulna semble améliorer les déformations de l'avant-bras et arrêter la progression de la maladie.

Dans tous les cas, l'exostosectomie simple donne des meilleurs résultats que les chirurgies de correction axiale. **[274]** Et comme l'ont proposé Fogel et al, **[159]** il faut traiter les déformations de l'avant-bras très précocement et agressivement en employant essentiellement l'exérèse des exostoses. Les résultats seront optimisés s'il s'agit d'une exostose isolée de l'ulna distal.

En effet, Shin et al **[272]** ont proposé en 2006 de combiner l'exostosectomie simple à la procédure de sauvé-kapandji pour tirer le maximum de bénéfices des deux procédures avec une amélioration fonctionnelle et radiologique significative.

D)   Traitement de la hanche :

La hanche n'est pas un siège de prédilection de la maladie exostosante. Cependant, les exostoses peuvent provoquer certaines complications nécessitant une prise en charge.

Au niveau de la hanche, les indications chirurgicales les plus évidentes sont la gêne importante de la mobilité et les coxalgies. L'objectif du traitement est de prévenir l'évolution vers la coxarthrose précoce et la subluxation.

Comme on l'a déjà étayé, il existe deux théories dressant la séquence chronologique et évolutive qui commence par l'existence d'une exostose et finisse par ses complications.

Les résultats de Malagon, [6] suggèrent qu'il faudrait en théorie réséquer précocement les exostoses de l'extrémité supérieure du fémur, ce qui permet de rétablir une morphologie et une congruence normale de la hanche en empêchant l'évolution de la séquence : exostose fémorale proximale →latéralisation de la tête fémorale → hyperpression acétabulaire→ dysplasie du cotyle par adaptation aux contraintes pour mieux répartir l'excès de pression→ subluxation de la hanche et risque de coxarthrose.

Dans le cas où il existe une coxa-valga, l'exostosectomie doit être associée à une ostéotomie de varisation.

Mais, il faut noter que l'exérèse des exostoses du col fémoral est toujours incomplète pour ne pas compromettre la vascularisation de l'extrémité céphalique prédisposant à la nécrose de la tête fémorale. [283]

Ce qui représente un facteur de prédisposant à la récidive des exostoses et de la coxa valga. Sur le plan technique, l'exérèse d'exostoses intraarticulaires est possible sous arthroscopie. [284]

Les résultats des travaux de Porter et Weiner, [4, 175] suggèrent une autre attitude thérapeutique pour prévenir les complications des exostoses de la hanche. Il faudrait en théorie réséquer les exostoses du bassin proches de l'acétabulum, car selon leur théorie, la séquence débute par l'existence de ces exostoses qui provoqueraient des troubles locaux du développement du cartilage de croissance causant une dysplasie acétabulaire.

D'une façon générale, il est nécessaire de surveiller les patients dès l'enfance pour intervenir à temps avant que les complications lourdes ne se développent, comme l'a recommandé Felix et Mazur en 2000. **[204]**

Dans le cas contraire, la séquence chronologique va s'enchaîner, et on pourrait se retrouver avec une coxa valga, une dysplasie acétabulaire et une subluxation de la tête fémorale avec risque de coxarthrose à long terme.

Dans ce cas, il est nécessaire de faire une ostéotomie de varisation fémorale supérieure associée à une ostéotomie périacétabulaire de BERNESE pour augmenter la couverture de la tête fémorale et la surface de contact fémoro-acétabulaire. Cela diminue les contraintes mécaniques épuisant le capital cartilagineux de l'articulation de la hanche prédisposant à la coxarthrose. Cette attitude est efficace et permet d'augmenter la surface de contact articulaire concernée de 7,4 cm² à 11cm² en moyenne avec une amélioration de 34 à 70% de cette surface comme l'a trouvé Mechlenburg dans sa thèse faite au   Danemark concernant 500 patients atteints de dysplasie acétabulaire mais pas toutes dues à l'existence d'ostéochondromes. **(Figure 52)** [285]

Clohisy et Barett **[286]** ont trouvé en 2006 que cette procédure améliore les angles radiologiques caractérisant la dysplasie et la subluxation de la tête fémorale (angle de Wiberg, angle de Sharp etc.) et soulage les douleurs. **(Figure 52)**

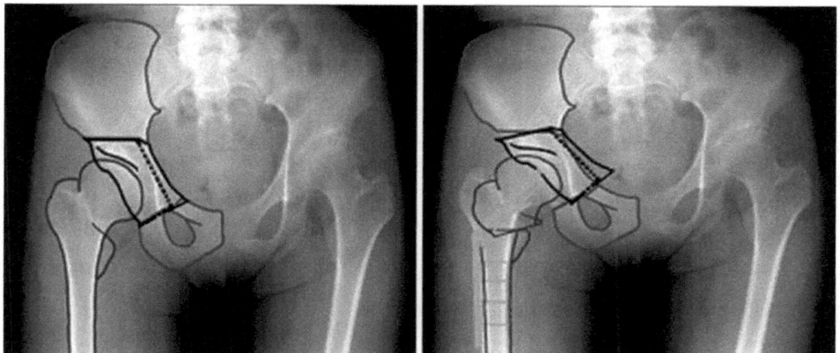

Figure 52 : ostéotomie périacétabulaire de BERNESE. **[287]**

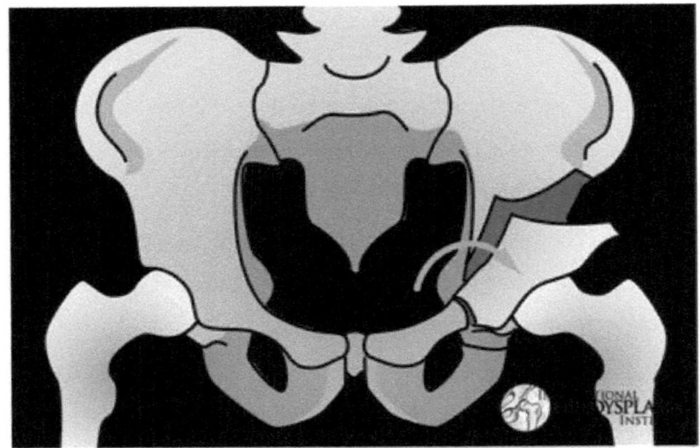

Figure 53 : Ostéotomie périacétabulaire de BERNESE. *[288]*

E)   Traitement du genou :

Le genu valgum est la déformation axiale la plus retrouvée au niveau du genou. Il peut être le résultat d'un valgus fémoral distal, d'un valgus tibial proximal ou des deux à la fois. Sans aucun traitement, ce genu valgum peut donner, s'il est manifeste, des complications fonctionnelles, esthétiques et dégénératives arthrosiques. Si ce genu valgum est important, il peut nécessiter une chirurgie de correction axiale :

Chez l'enfant, on peut effectuer une exostosectomie des exostoses incriminées associée à une hémiépiphysiodèse médiale précoce et temporaire par agrafage de BLOUNT ou par plaque en 8. Le siège de l'hémiépiphysiodèse médiale dépend des composantes du genu valgum déterminées sur des clichés radiologiques, qui peut être l'extrémité supérieure du tibia et/ou l'extrémité inférieure du fémur.

Une fois l'axe mécanique normal restauré, on doit enlever le matériel chirurgical. Il n'a jamais été prouvé que l'hypercorrection du genu valgum, en retirant le matériel tardivement, soit avantageuse. **(Figure 54)**

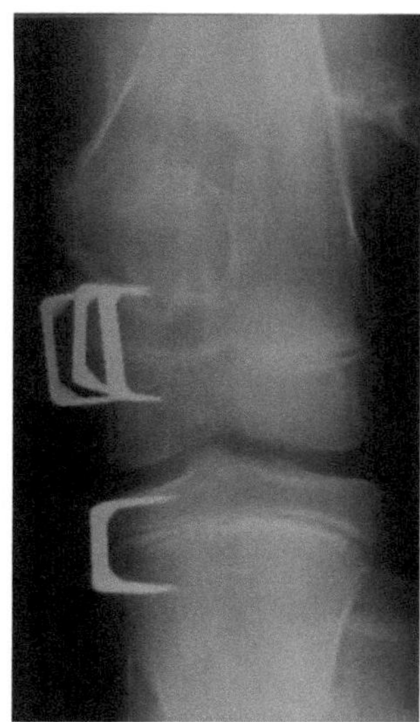

Figure 54 : *Patient 15, hémi-épiphysiodèse tibiale interne pour genu valgum.*

En ce qui concerne notre étude, un seul cas (Patient N°15) a eu une hémiépiphysiodèse **(Figure 54)** à l'âge de 8 ans. Celui-là avait un genu valgum important à gauche à composante fémorale pure, mais a subi paradoxalement une épiphysiodèse tibiale supérieure médiale par agrafage de BLOUNT, alors qu'il devrait avoir une épiphysiodèse fémorale inférieure médiale. La conséquence était l'incorrection du genu valgum qui a évolué. Il a eu une autre complication qui est la migration des agrafes imposant la reprise chirurgicale. Quatre ans après la première épiphysiodèse, une deuxième a été pratiquée au niveau fémoral (à l'âge de 12 ans en 2012). Elle a permis de rétablir progressivement l'axe ostéo-articulaire normal avec des résultats satisfaisants.

La technique d'hémiépiphysiodèse temporaire par agrafage de BLOUNT, inventé par Blount et Clarke en 1949 **[289]**, est efficace. Cela a été démontré par plusieurs auteurs, avec un taux de réussite avoisinant les 90%. **[290, 291]**

Mais, cette technique peut avoir aussi plusieurs complications, entre autres, le risque de migration des agrafes, l'hypercorrection avec genu varum résiduel, la cassure des agrafes, l'inefficacité et surtout le risque de fermeture précoce du cartilage de croissance qui est surtout élevé si l'âge de l'opéré est inférieur à 10 ans. (Lésion du périoste lors de l'insertion ou l'ablation des agrafes et pincement du cartilage de conjugaison) [292, 293]

Ces insuffisances ont incité Stevens en 2007 à élaborer une autre méthode, [292] qui est une technique d'hémiépiphysiodèse temporaire par « plaque en 8 ». Cette technique consiste en l'application en extra périoste d'une plaque fixée par une vis de chaque côté de la plaque de croissance. N'étant pas bien cloué (pas rigide) à l'os, la vis peut faire une angulation progressive en même temps que la déformation se corrige. Cela permet de ne pas pincer le cartilage de croissance **(Figure 55)**.

Tout en ayant la même efficacité que la technique de BLOUNT, la plaque en 8 présente plusieurs avantages par rapport à la technique de BLOUNT :

- La correction du genu valgum survient 30% plus rapidement, (9 mois contre 13 mois dans l'étude de Stevens 2007) **[292]** ;
- La technique opératoire est moins invasive et plus simple ;
- Le temps opératoire est plus court ;
- Le risque de fermeture prématurée du cartilage de croissance est inférieur. **[294, 295]**

Mais, en cas d'échec des procédures d'hémiépiphysiodèse temporaire par agrafage de BLOUNT chez l'enfant, on peut attendre la maturation osseuse et effectuer une ostéotomie tibiale et/ou fémorale de varisation selon la composante du genu valgum. Cette technique est plus invasive avec risque de lésions des artères (artères tibiales surtout) et des nerfs (nerf fibulaire commun).

F)   Traitement de la cheville :

Au niveau de la cheville, la séquence proposée par plusieurs auteurs commence par l'existence d'une exostose fibulaire distale. Cette exostose provoque un trouble local de la croissance engendrant le raccourcissement fibulaire. Le résultat sera le glissement du talus dans la mortaise tibio-fibulaire avec comme conséquence une déformation en valgus de la cheville. **[171]** Si cette déformation en valgus de la cheville est non traitée, elle peut provoquer des douleurs mécaniques, une instabilité à la marche et à long terme une évolution arthrosique, ce qui constitue un handicap majeur. **[296]** C'est pour cela, qu'il faut la traiter convenablement. L'attitude thérapeutique face à cette déformation est contriversée.

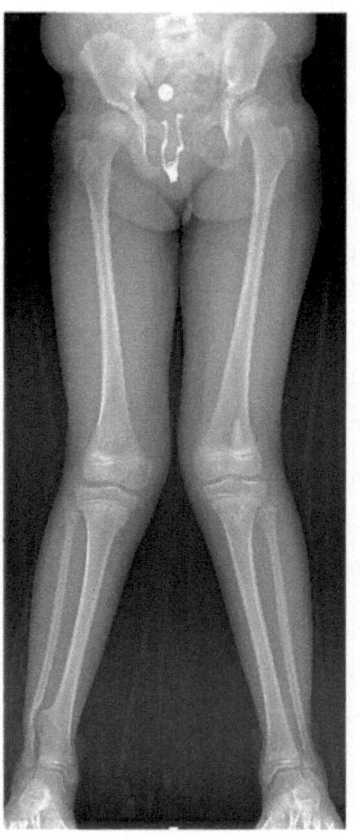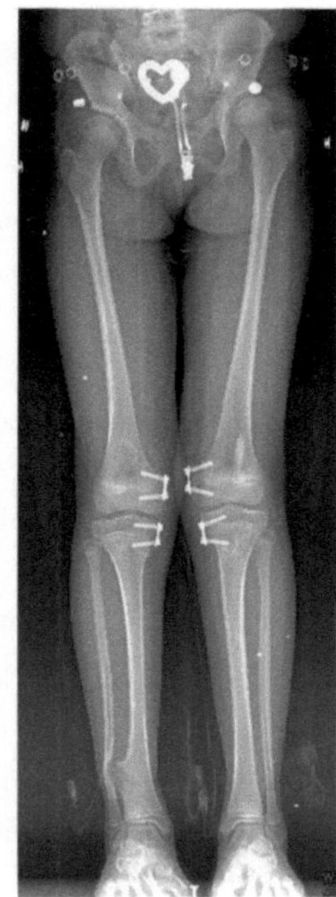

Il est judicieux de réséquer ces exostoses fibulaires distales pour ralentir voire arrêter la déformation de la cheville et   prévenir sa récidive post-opératoire. Mais, comme l'ont montré Snearly et al en 1989, cette procédure soulage les douleurs et améliore l'esthétique mais ne corrige pas les déformations en valgus de la cheville. [297]

Donc, à part l'exérèse des exostoses, on peut également proposer des moyens thérapeutiques pour corriger la déformation en valgus de la cheville.

Il est préférable de faire les chirurgies correctrices de cette déformation durant l'adolescence. Etant très précoces, elles risquent de provoquer la fermeture prématurée du cartilage de croissance avec inégalité iatrogène de la longueur des membres inférieurs. Trop tardives, elles risquent d'être inefficaces et plus invasives. [298]

A partir de l'âge de 10 ans, on peut pratiquer une croissance guidée du tibia par une hémiépiphysiodèse temporaire médiale distale [299] en utilisant essentiellement 3 moyens:

- L'agrafage médial du tibia distal ;
- Le vissage malléolaire interne transphysaire distal ;
- L'hémiépiphysiodèse par plaque en 8.

Ces trois moyens d'hémiépiphysiodèse temporaire médiale du tibia distal ont pratiquement la même efficacité et la même vitesse quant à la restitution de l'axe articulaire normal de la cheville. [300, 301]

Tous ces moyens, partagent le risque de récidive de la déformation qui peut nécessiter de répéter la procédure ou de changer le moyen thérapeutique. Par ailleurs, il n'a jamais été prouvé que l'hypercorrection de cette déformation en valgus, en retirant le matériel tardivement, soit avantageuse.

a) Agrafage : c'est un moyen simple et efficace, peu invasif permettant un rétablissement post-opératoire rapide. [135, 297, 302] Mais, il ne peut que partiellement corriger les valgus sévères. En cas d'inégalité de longueur des membres inférieurs, cette technique ne permet pas de faire un allongement.

b) Vissage : c'est un moyen simple, efficace et mini-invasif [303, 304]. La vis, facile à insérer, est très difficile à enlever. Cette technique est associée à plusieurs complications entre autres : la cassure de la vis, la migration intra-articulaire de la tête de la vis et la stérilisation du cartilage de croissance par lésion directe lors de l'insertion ou de l'ablation du matériel. [296] (**Figure 56**)

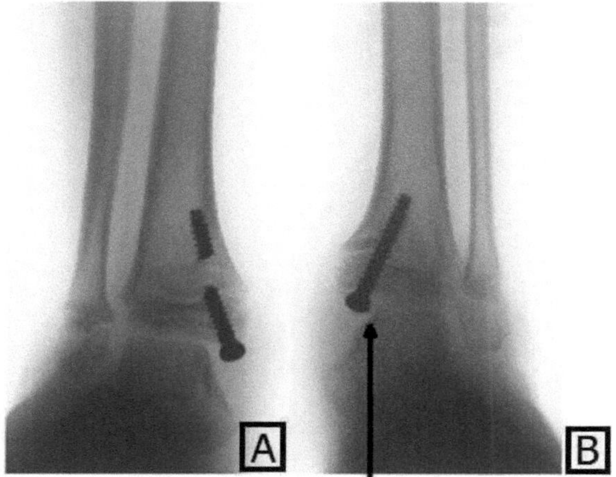

Figure 56 : *Radiographie illustrant deux complications des vis transmalléolaires.*
A : *Cassure d'une vis.*
B : *Migration de la tête de la vis en intra-articulaire.* *[305]*

c)   Plaque en 8 :

Ce moyen, aussi efficace que les autres méthodes, constitue une alternative thérapeutique intéressante pouvant pallier les insuffisances des autres techniques. **[292, 296]**

Il a l'avantage de :

- Ne pas léser le cartilage de croissance ;
- Etre très facile à implémenter et à enlever ;
- Présenter, grâce au dispositif non verrouillé, moins de risque de stérilisation du cartilage de croissance. **(Figure 57)**

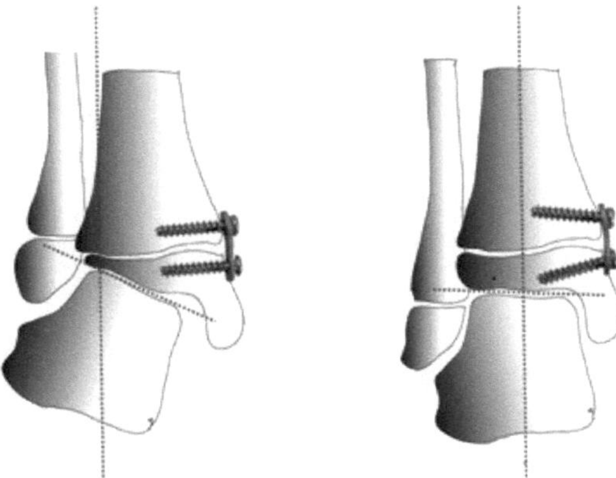

Figure 57 : *Schéma illustrant la technique plaque en 8.* *[306]*

Par ailleurs, pour corriger ce valgus, on peut attendre la fin de la croissance pour pratiquer une ostéotomie de soustraction supra-malléolaire interne du tibia distal dans chacun des cas suivants à savoir :

- Inefficacité des procédures précitées ;
- L'existence d'un valgus manifeste de la cheville ;
- Fermeture du cartilage de croissance (âge adulte).

 Cette ostéotomie est un moyen efficace pour redresser les déformations en valgus de la cheville, mais le membre en question est contraint à être immobilisé avec sa mise en décharge durant 6 semaines. **[135, 307]**

D'autres chirurgies peuvent être proposées, par exemple l'allongement de la fibula peut être pratiqué dans les déformations sévères en valgus de la cheville dans le cas où le raccourcissement fibulaire est le plus significatif. Cet allongement peut être extemporané si le raccourcissement fibulaire est <2cm (par greffe osseuse) ou progressif pour les allongements plus importants (par fixateur externe). **[297]**

Une autre chirurgie a été proposée en 2008 par Ofiram et al **[308]**. Elle a été pratiquée sur 7 membres inférieurs de 6 adolescents de 10 à 18 ans ayant à la fois une déformation en valgus du genou et de la cheville dont trois présentaient une inégalité de la longueur des membres inférieurs. Cette chirurgie consiste en une ostéotomie bifocale (genou et cheville) appareillée par un fixateur externe type ILIZAROV. Dans les 3 cas d'inégalité de longueur des membres inférieurs, cette chirurgie a été accompagnée d'un allongement des membres. Le matériel a été enlevé sans complications après 5 mois en moyenne. (**Figure 58**) L'usage de cette technique s'avère efficace et performant (après un suivi postopératoire de 5 ans et demi) dans la correction simultanée des déformations complexes des membres inférieurs multifocales et multi-planaires. Cela permet de corriger à la fois les déformations articulaires axiales et l'inégalité de longueur des membres inférieurs.

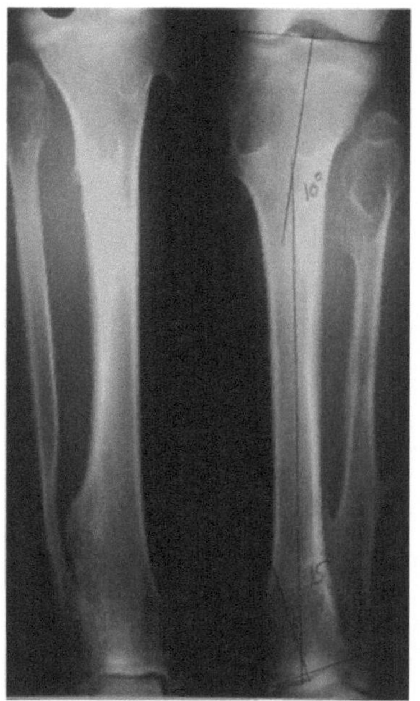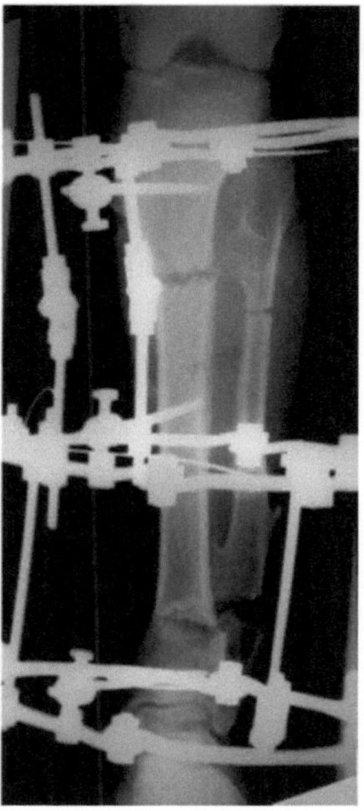

Figure 58 : L'un des patients d'Ofiram opéré pour déformation en valgus de la cheville et du genou par une ostéotomie bifocale avec fixateur externe d'Ilizarov. [308]

PARTIE 5

CONCLUSION

"«*Science sans conscience n'est que ruine de l'âme.*»"
François Rabelais (Ecrivain français du XVe siècle)

Notre travail consiste en une étude rétrospective menée sur 17 patients hospitalisés dans le service d'Orthopédie Sahloul de Sousse (Tunisie) pour maladie exostosante associée à une revue de la littérature.

Par le présent travail, nous avons essayé de répondre à plusieurs problématiques qui relèvent de différents aspects de cette maladie : l'aspect étiopathogénique, épidémiologique, diagnostique clinique, radiologique, évolutif et thérapeutique:

➔ ASPECT ETIOPATHOGENIQUE :

La maladie exostosante est une maladie génétique monogénique à transmission autosomique dominante. Les gènes responsables sont EXT1 (½ des cas), EXT2 (⅓ des cas) et autres gènes non encore cartographiés (⅙ des cas). La mutation de ces gènes peut être soit héréditaire, soit de novo. Ces gènes codent pour un complexe enzymatique (EXT1+EXT2) qui permet l'élongation des chaînes de l'Heparane sulfate. Ce polymère se branche sur le Core protéique de la protéoglycane. Ce Heparane sulfate, ubiquitaire dans l'organisme, possède plusieurs fonctions de régulation des voies de signalisation à travers la modulation de l'interaction ligand-récepteur et la limitation de la diffusion de certaines molécules de signalisation. C'est pour cela qu'il faut considérer la maladie exostosante non pas comme une maladie purement osseuse, mais comme étant un syndrome qui peut regrouper, à part l'atteinte osseuse, plusieurs autres manifestations touchant d'autres systèmes (association de cette maladie avec les cicatrices chéloïdes, avec l'autisme et le retard mental etc.).

➔ ASPECT EPIDEMIOLOGIQUE :

La prévalence de cette maladie est 1/50000. Elle peut être héritée de l'un des parents (70% des cas) ou de novo (30%). Cette maladie touche apparemment plus les mâles (70%) que les femelles (30%). Ce qui est contre la transmission autosomique dominante. Mais, cela s'explique par une pénétrance différentielle (entre les deux genres) et par la fréquence élevée des formes pauci- asymptomatiques chez les femelles. En fait, les 4% des patients (surtout les femelles) ayant la mutation sans manifester la maladie (pénétrance de la maladie à 96%) correspondent à des cas qui présentent quelques exostoses asymptomatiques découvrables par des explorations poussées.

La constatation d'une tuméfaction osseuse en regard des métaphyses les plus fertiles est la circonstance de découverte de la maladie la plus fréquente. L'âge de la découverte de la maladie est inférieur à 10 ans dans presque tous les cas.

Cette maladie peut constituer une gêne fonctionnelle majeure chez les patients dans les différentes activités (professionnelles, sportives, ménagères etc.)

Il faut noter qu'on a trouvé que 40% des douleurs étaient généralisées, donc indépendantes de la localisation des exostoses (touchant des régions indemnes). Cette constatation a été aussi rapportée dans la littérature. Ce qui oriente vers des douleurs psychosomatiques. Donc, on suggère de faire systématiquement un dépistage des troubles anxio-dépressifs chez ces patients et de proposer, si indiquée, une prise en charge psychiatrique.

➜ASPECT CLINIQUE :

Le diagnostic de la maladie exostosante repose sur la clinique et l'imagerie médicale. De point de vue clinique, l'exostose correspond à une masse ostéocartilagineuse annexée à l'os porteur. Ces exostoses se localisent essentiellement au niveau des métaphyses les plus fertiles « près du genou, loin du coude ». On a trouvé que 30% des patients étudiés avaient une boiterie essentiellement causée par l'inégalité de longueur des membres inférieurs. Cette inégalité de longueur des membres inférieurs touchait 50% des patients. Mais, elle est significative (>2cm) que chez 30% des patients.

On a remarqué aussi que les patients avaient une tendance à la petitesse de taille (taille moyenne à -1,35DS) jusqu'à même un nanisme exostosique (-5DS). Ce qui a été approuvé par la littérature.

En ce qui concerne la mobilité articulaire, elle est limitée pour la flexion de la hanche, la flexion du genou et la flexion dorsale de la cheville.

➜ASPECT RADIOLOGIQUE :

La séméiologie radiologique dans la maladie exostosante se résume à une saillie ossifiée, en partie ou en totalité, sessile ou pédiculée, avec deux éléments clefs :

1) La double composante osseuse (corticale compacte et médullaire spongieuse)

2) La continuité des 2 composantes avec les 2 composantes de l'os porteur (corticale de l'exostose avec la corticale de l'os porteur etc.).

Ces exostoses peuvent s'associer à d'autres modifications osseuses telles que l'épaississement métaphysaire, le diastasis (les 2 os de la jambe et les 2 os de l'avant-bras), la synostose, les déformations osseuses etc.

On a trouvé que les localisations les plus atteintes sont l'extrémité inférieure du fémur, l'extrémité supérieure du tibia et l'extrémité supérieure de la fibula. Par ailleurs, on a trouvé dans la littérature que 68% des rachis sont atteints et que 27% des patients ont des exostoses intracanalaires qui menacent d'évoluer vers une compression médullaire aiguë. Ce qui justifie le dépistage des lésions intracanalaires vers l'âge de 12 ans pour traiter préventivement celles à haut risque de complication et surveiller les autres lésions.

Pour les déformations des membres, on s'est intéressé surtout aux déformations de l'avant-bras et on a trouvé que l'incurvation de l'avant-bras peut résulter d'un raccourcissement ulnaire, de troubles de la croissance du radius ou de sa compression par une exostose de l'ulna.

On a mené une étude radiométrique qui a montré :

- **Au niveau de la hanche :** 91% présentaient une coxa-valga. La séquence chronologique commence par l'existence d'une exostose à ce niveau qui va causer une coxa valga entrainant une dysplasie du cotyle pour s'adapter aux contraintes mécaniques. Ce qui peut engendrer à long terme une subluxation de la hanche et une coxarthrose.
- **Au niveau du genou :** 91,3% des genoux avaient un genu valgum. Ce genu valgum présentait une composante purement fémorale dans 81% des cas et dans 19% des cas une composante mixte fémorale et tibiale.
- **Au niveau de la cheville :** on avait une tendance au valgus de la cheville observé dans 50% des cas.

➜ASPECT ANATOMOPATHOLOGIQUE :

L'ostéochondrome présente une ultrastructure désorganisée sans atypies cytonucléaires manifestes. Cependant, on n'a pas de « GOLD STANDARD » histologique (critères histologiques) pour faire la distinction entre un ostéochondrome borderline et un chondrosarcome secondaire de bas grade. Seule l'épaisseur du cap cartilagineux a tout l'intérêt. Mais, en matière de diagnostic d'un chondrosarcome secondaire de haut grade, l'histologie est tranchante (cellularité et pléomorphisme nucléaire).

➔ ASPECT EVOLUTIF :

La maladie exostosante peut rester asymptomatique. Cependant, plusieurs complications peuvent émailler son évolution. On peut citer la gêne esthétique, les conflits mécaniques entre l'exostose et les tendons de la patte d'oie, les bursites, l'hémothorax, les déformations axiales et articulaires, l'hémothorax, les compressions neurologiques périphériques ou centrales (compression SPE notamment), les complications obstétricales, les complications vasculaires (pseudoanévrysme, compression artérielle etc.). Mais, la transformation maligne est la complication la plus redoutable. Cette complication justifie une surveillance surtout à l'âge adulte.

Le risque de cette transformation maligne a été estimé à une valeur entre 3 et 5%. Le pic d'incidence est entre la 3ème et la 4ème décennie. A l'histologie, 94% des dégénérescences sont des chondrosarcomes souvent de bas grade. Dans notre cas, un des 17 patients a eu une transformation maligne.

L'épaisseur de la coiffe, étudiée idéalement par l'IRM, est un élément distinctif en matière de dégénérescence maligne. Un cap >2cm, chez un patient squelettiquement mature, indique, avec une sensibilité et une spécificité presque égales à 100%, qu'il s'agit d'une transformation maligne. Cela est même plus spécifique que l'étude histologique concernant la distinction entre ostéochondrome et chondrosarcome secondaire de bas grade.

La scintigraphie est un examen de dépistage de la transformation maligne très intéressant avec une sensibilité de 100%. Mais, il faut noter qu'il n'y a pas une corrélation entre le niveau de fixation du radiotraceur et le grade histologique de malignité.

La transformation maligne justifie une surveillance qui doit se faire essentiellement à l'âge adulte. L'objectif de cette surveillance est de détecter précocement toute dégénérescence. Pour la surveillance des enfants, on peut se contenter d'un examen clinique espacé de 9 mois avec auto-surveillance à domicile. Il ne faut pas abuser des examens radiologiques irradiants, car ils peuvent théoriquement causer le 2ème « hit » et initier le processus de transformation maligne. Néanmoins, il faut à cet âge faire des examens radiologiques à la demande (dès qu'il y a un signe d'appel).

A l'âge adulte, on ne peut pas se contenter uniquement de l'autosurveillance et de l'examen clinique, car il a été trouvé qu'environ 10% des dégénérescences sont asymptomatiques. L'examen de dépistage idéal serait une scintigraphie osseuse annuelle ou biannuelle associée à des radiographies standards des localisations à risque (bassin, scapula). Dès qu'on a un signe d'appel clinique ou radiologique, il faut pratiquer l'IRM qui va permettre l'étude de l'épaisseur du cap cartilagineux et poser l'indication opératoire.

Il faut insister ici sur l'éducation du patient et sur le fait qu'il doit consulter même hors rendez-vous s'il s'aperçoit d'un signe d'appel clinique (évolutivité d'une exostose ou l'apparition d'une nouvelle).

➜ASPECT THERAPEUTIQUE :

On indique l'exérèse de toute exostose douloureuse ou compliquée (esthétique, suspicion de dégénérescence, troubles fonctionnels, compressions vasculo-nerveuses etc.). On indique aussi de réséquer préventivement les exostoses qui siègent sur des trajets vasculo-nerveux et les exostoses intracanalaires qui menacent de comprimer la moelle.

Le « *timing* » de l'opération est crucial. Très précoce, on risque la récidive et la stérilisation du cartilage de croissance. Très tardive, l'exérèse risque de ne pas corriger les lésions séquellaires déjà constituées.

Techniquement, il faut enlever toute l'exostose (y compris son cap) pour limiter le risque de récidive. Mais, il ne faut enlever trop d'os, car on risque la fragilisation d'os et les fractures pathologiques.

Concernant le traitement des déformations de l'avant-bras, la procédure la plus efficace pour avoir une amélioration fonctionnelle à long terme s'avère la simple exostosectomie. Les procédures de correction axiale (ostéotomie radiale, l'allongement cubital, le raccourcissement radial etc.) n'améliorent la fonction qu'à court terme. L'exostosectomie précoce et agressive peut aussi contrôler la progression de la maladie et corriger les déformations si l'exostose en question se localise sur le versant radial de la partie distale de l'ulna. Donc, il est recommandé de traiter les déformations de l'avant-bras très précocement et agressivement particulièrement celles isolées du versant radial de l'ulna distal.

Concernant le traitement de la hanche, l'objectif est la prévention de la coxarthrose et de la subluxation. Il est recommandé de faire une résection précoce des exostoses de l'extrémité fémorale proximale parfois accompagnée d'une ostéotomie de varisation. Mais il faut insister sur le fait que l'exérèse des exostoses du col du fémur est souvent incomplète car cela peut compromettre la vascularisation de la tête fémorale avec risque de nécrose céphalique.

En cas de découverture de la tête fémorale, une ostéotomie de varisation fémorale supérieure associée à une ostéotomie périacétabulaire peut être indiquée pour augmenter la couverture de la tête fémorale.

Au niveau du genou, et pour traiter les genu valgum chez l'enfant, on pratique – à côté de l'exérèse des exostoses incriminées – une hémiépiphysiodèse médiale temporaire par agrafage de Blount ou par plaque en 8. Le siège de cette hémiépiphysiodèse dépend des composantes du genu valgum déterminées sur des clichés radiologiques. Une fois l'axe mécanique normal rétabli, il faut enlever le matériel.

Au niveau de la cheville, pour corriger les déformations en valgus, il est recommandé de réséquer les exostoses fibulaires distales et de faire durant l'adolescence une hémiépiphysiodèse temporaire médiale du tibia distal (agrafage médial tibial distal, hémiépiphysiodèse par plaque en 8 ou vissage malléolaire interne transphysaire distal).

En conclusion, une meilleure compréhension de la maladie exostosante peut dans l'avenir déboucher sur un traitement radical qui serait éventuellement une thérapie génique. Ainsi, la découverte d'un tel traitement repose essentiellement sur la recherche en biologie moléculaire et en génie génétique.

PARTIE 6

ANNEXES

> « *Mieux vaut allumer une bougie que maudire les ténèbres.* »
> Lao Tseu (Sage chinois du Ve siècle av. J.-C)

ANNEXE A:ETUDE RADIOLOGIQUE

N°1- PATIENTE AÏCHA E.			N° dossier : 3830/07	
Née en 1985 ; Femme au foyer ; originaire de Gafsa aux antécédents familiaux de maladie exostosante. Âge de la découverte : 5 ans. Taille et poids à 20 ans : Taille : 1,52m (-2,1 DS) poids: 42 kg (-2 DS) Boiterie, examen neurovasculaire normal, Mobilité articulaire normale, l'existence ou non d'inégalité de longueur des membres inférieurs (ILMI) était non précisée dans le dossier.	**LOCALISATION**	**A DROITE**	**A GAUCHE**	**TRAITEMENT ET SUIVI**
	Extrémité sup. de l'humérus	2 (Déformation en valgus de l'humérus)	Pas de clichés	**2007→** Exostosectomie faite en para-vertébrale
	Extrémité inf. des 2 os de l'Avant-bras	Pas de clichés	Pas de clichés	
	Extrémité sup. du Fémur	Pas de clichés	1	Anapath: ostéochondrome.
	Extrémité inf. du Fémur	2	1	
	Extrémité sup. du Tibia	2	2	La patiente a été perdue de vu en post opératoire immédiat.
	Extrémité sup. de la Fibula	1	2 (synostose tibiofibulaire)	
	Extrémité inf. des 2 os de la jambe	Pas de clichés	0	
	Rachis	2		
	Bassin	2 (os iliaque)	2 (os iliaque)	
	Côtes, clavicule et scapula	0	0	
	Mains	Pas de clichés		
	Pieds	Pas de clichés		
	TOTAL EXOSTOSES	19		

TDM lombaire (2007) : Volumineuse exostose du rachis lombaire 8x8cm de L1 à L4. Cette exostose déforme les épineuses de L1 à L3 et s'insinue entre les apophyses épineuses de ces vertèbres sans extension endocanalaire avec une dégénérescence graisseuse des muscles en regard de l'exostose. Il existe une autre exostose rachidienne mais endocanalaire en continuité avec le corps vertébral de D12 mesurant 3,5mm. Il s'y associe d'autres exostoses sessiles des os iliaques dont la plus volumineuse fait 3,5 cm à la face externe de l'aile iliaque droite. Exostose prenant naissance à partir de l'os iliaque, comblant partiellement l'articulation sacro-iliaque gauche de 2,8 cm de grand axe et exerçant un effet de masse sur l'aileron sacré sans extension dans le tronc. Tous ces ostéochondromes restent limités par une corticale fine chapotée d'une mince coiffe dense cartilagineuse.

<table>
<tr><td colspan="4" align="center">N°2- PATIENT AMARA J.</td><td colspan="2" align="center">N° dossier : 1790/99</td></tr>
<tr><td rowspan="13">Né 1989, originaire de GAFSA, aux antécédents familiaux de maladie exostosante découverte de la maladie à 7ans.
Mobilité des genoux : 0/135 des 2 côtés.
La mobilité des autres articulations n'est pas indiquée. Pas de boiterie
Examen neuro-vasculaire normal.
La taille, le poids et l'Inégalité de longueur des membres inférieurs sont non précisés dans le dossier.</td><td>LOCALISATION</td><td>A DROITE</td><td>A GAUCHE</td><td colspan="2">TRAITEMENT ET SUIVI</td></tr>
<tr><td>Extrémité sup. de l'Humérus</td><td>1</td><td>1</td><td colspan="2" rowspan="12">1999➜exostosectomie de 2 exostoses de l'extrémité inférieure du fémur droit.
2002➜exostosectomie tibiale antérointerne et fémorale postéroexterne gauche.
Dernière consultation septembre 2009 puis abandon du suivi à la consultation externe.</td></tr>
<tr><td>Extrémité inf. des 2 os de l'Avant-bras</td><td>Pas de clichés</td><td>Pas de clichés</td></tr>
<tr><td>Extrémité sup. du Fémur</td><td>Pas de clichés</td><td>1</td></tr>
<tr><td>Extrémité inf. du Fémur</td><td>3</td><td>Pas de clichés</td></tr>
<tr><td>Extrémité sup. du Tibia</td><td>1</td><td>2</td></tr>
<tr><td>Extrémité sup. de la Fibula</td><td>1</td><td>1</td></tr>
<tr><td>Extrémité inf. des 2 os de la jambe</td><td>1(tibia)</td><td>0</td></tr>
<tr><td>Rachis</td><td colspan="2" align="center">Pas de clichés</td></tr>
<tr><td>Bassin</td><td colspan="2" align="center">Pas de clichés</td></tr>
<tr><td>Côtes, clavicule et scapula</td><td>0</td><td>0</td></tr>
<tr><td>Mains</td><td colspan="2" align="center">Pas de clichés</td></tr>
<tr><td>Pieds</td><td colspan="2" align="center">Pas de clichés</td></tr>
<tr><td>TOTAL EXOSTOSES</td><td colspan="2" align="center">12</td></tr>
</table>

SCINTIGRAPHIE (2005): L'examen montre plusieurs foyers extra squelettiques fixant le radiotraceur au niveau de : la jonction tiers sup/tiers moyen de l'humérus gauche, l'extrémité inférieure des deux fémurs, l'extrémité supérieure des deux tibias. Le reste du squelette est sans anomalies de fixation.

<table>
<tr><td colspan="4" align="center">N°3- PATIENTE CHEDLIA C.</td><td align="center">N° dossier : 2402/01</td></tr>
<tr><td rowspan="15">Née en 1995 originaire de Kalâa Kébira aux antécédents familiaux de maladie exostosante.
Âge de début de la maladie 5 ans.
Déformation en cubitus varus de l'avant-bras de 10° avec cubitus brevis. périostite réactionnelle transitoire. Pas d'inégalité de longueur des membres inférieurs. Examen vasculonerveux : normal
Mobilité genoux 0/150
Flessum du genou droit
Mobilité hanche :
140/0 - 60/60 - 60/60
Cheville libres de mobilité normale. Taille et poids non indiqués dans le dossier. Pas de boiterie</td><td>LOCALISATION</td><td>A DROITE</td><td>A GAUCHE</td><td>TRAITEMENT ET SUIVI</td></tr>
<tr><td>Extrémité sup. de l'Humérus</td><td>1</td><td>1</td><td rowspan="14">2001➜Exostosectomie de l'extrémité supérieure de l'humérus droit pour gêne fonctionnelle.
Anapath : ostéochondrome.
2002➜Exostosectomie de l'extrémité supérieure du tibia droit pour conflit avec les muscles de la patte d'oie.
Anatomopathologie : ostéochondrome.
2006➜Exostosectomie de l'extrémité supérieure du tibia droit pour récidive des douleurs.
Anapath : ostéochondrome.
2007➜Double exostosectomie de l'extrémité supérieure du tibia gauche et de l'extrémité inférieure du fémur gauche.
Anapath sans signes de malignité.
La patiente est suivie régulièrement à la Consultation externe d'orthopédie.</td></tr>
<tr><td>Extrémité inf. des 2 os de l'Avant-bras</td><td>1(ulna)</td><td>0</td></tr>
<tr><td>Extrémité sup. du Fémur</td><td>0</td><td>0</td></tr>
<tr><td>Extrémité inf. du Fémur</td><td>2</td><td>3</td></tr>
<tr><td>Extrémité sup. du Tibia</td><td>1</td><td>1</td></tr>
<tr><td>Extrémité sup. de la Fibula</td><td>1</td><td>0</td></tr>
<tr><td>Extrémité inf. des 2 os de la jambe</td><td>1(tibia)</td><td>1(tibia)</td></tr>
<tr><td>Rachis</td><td>0</td><td>0</td></tr>
<tr><td>Bassin</td><td>0</td><td>0</td></tr>
<tr><td>Côtes, clavicule et scapula</td><td>0</td><td>0</td></tr>
<tr><td>Mains</td><td>0</td><td>0</td></tr>
<tr><td>Pieds</td><td>0</td><td>0</td></tr>
<tr><td>TOTAL EXOSTOSES</td><td colspan="2" align="center">13</td></tr>
</table>

IRM jambe droite (Avril 2002) : Présence de deux petites exostoses au niveau de la métaphyse tibiale, l'une interne et l'autre externe. Ces exostoses sont couvertes par une coiffe cartilagineuse de 2cm d'épaisseur. La corticale est régulière. Les structures vasculaires sont perméables.

SCINTIGRAPHIE OSSEUSE (Novembre 2006) : Un foyer d'hyperfixation précoce au niveau du ⅓ moyen de la diaphyse tibiale droite, une hyperfixation au niveau de l'extrémité inféro-interne du fémur gauche. Foyer d'hyperfixation au niveau des deux extrémités supéro-externe des deux tibias et au niveau de l'extrémité inférieure du tibia gauche. Le reste du squelette est sans anomalies.

N°4- PATIENTE : MAROUA A.				N° dossier : 2827/07
Née en 1988, originaire de Kasserine aux antécédents familiaux de maladie exostosante. Âge de la découverte 4ans. Taille et poids à 25 ans : Taille : 1,50m (-2,2 DS) poids : 50kg (-0,6 DS) Mobilité articulaire normale. Pas de boiterie. Pas d'inégalité de longueur des membres inférieurs.	LOCALISATION	A DROITE	A GAUCHE	TRAITEMENT ET SUIVI
	Extrémité sup. de l'Humérus	2	2	2007➔ Devant l'aspect suspect de dégénérescence de l'exostose de l'extrémité supérieure du tibia droit à la radiographie standard et à la scintigraphie (une fixation intense au niveau de l'exostose de l'extrémité supérieure du tibia droit pouvant évoquer une dégénérescence maligne), une opération a été programmée mais non faite (la patiente l'a refusé).
	Extrémité inf. des 2 os de l'Avant-bras	Pas de clichés	Pas de clichés	
	Extrémité sup. du Fémur	1	1	
	Extrémité inf. du Fémur	1	3	
	Extrémité sup. du Tibia	1	1	
	Extrémité sup. de la Fibula	1	1	
	Extrémité inf. des 2 os de la jambe	2	2	
	Rachis	Pas de clichés		
	Bassin	4		
	Côtes, clavicule et scapula	0	0	
	Mains	Pas de clichés		
	Pieds	1	0	
	TOTAL EXOSTOSES	23		

TDM lombaire (2007) : Multiples excroissances osseuses touchant le bassin au niveau des ailes iliaques, de la symphyse pubienne et des auvents acétabulaires, au niveau des deux membres inférieures au niveau du gros trochanter, des épicondyles latéraux et médiaux des deux côtés, de la fosse antérieure des deux fémurs, des extrémités supérieures des deux fibulas, de la fosse postérieure de l'extrémité supérieure de la métaphyse tibiale et de la métaphyse de l'extrémité inférieure des deux fibulas.

SCINTIGRAPHIE OSSEUSE (2007) : Des fixations en rapport avec les exostoses au niveau des 2 humérus, de l'extrémité supérieure de fémur droit, les 2 extrémités inférieures des fémurs, les 2 extrémités supérieures des tibias, l'extrémité inférieure du tibia gauche. A noter que la fixation est intense au niveau des exostoses de l'extrémité supérieure du fémur droit et de l'extrémité supérieure du tibia droit pouvant évoquer une dégénérescence maligne.

IRM du fémur et tibia droit (2007) : Exostoses multiples touchant le fémur et le tibia, l'atteinte prédomine au niveau de l'extrémité inférieure du fémur et de l'extrémité supérieure du tibia dont la plus volumineuse est située en regard de la face postérieure du tibia à 3 cm du plateau tibial supérieur étendu sur 76mm de longueur et 6 cm de largeur. La couronne cartilagineuse fait 2 cm d'épaisseur. Cette lésion est assez bien limitée sans infiltration des parties molles adjacentes. Elle est rapport étroit avec les structures vasculaires qui sont refoulées notamment le tronc artériel tibio-péronier à son origine.

N°5- PATIENT : MOHAMED K.				N° dossier : 2312/10
Né en 1997, originaire de Eljem à Mahdia, aux antécédents familiaux de maladie exostosante, début de la maladie vers l'âge de 4ans, antécédent de deux fractures vers l'âge de 9 et 11 ans. Mobilité articulaire pas notée sur le dossier sauf pour les chevilles : Flexion Plantaire=5° Flexion Dorsale=0°. Poids et taille non indiqués dans le dossier aussi. Pas de boiterie. Pas d'inégalité de longueur des membres inférieurs.	LOCALISATION	A DROITE	A GAUCHE	TRAITEMENT ET SUIVI
	Extrémité sup. de l'Humérus	2	3	2010➔ Double exostosectomie au niveau des deux extrémités supérieures des 2 tibias pour conflit mécanique avec les pattes d'oie. Anapath= ostéochondrome. 2011➔ Exostosectomie tibiale inférieure gauche pour blocage de la mobilité de la cheville Gauche par une exostose. Le patient a abandonné le suivi à la consultation externe dès juillet 2011.
	Extrémité inf. des 2 os de l'Avant-bras	2	Pas de clichés	
	Extrémité sup. du Fémur	0	0	
	Extrémité inf. du Fémur	6	5	
	Extrémité sup. du Tibia	3	3	
	Extrémité sup. de la Fibula	1	1	
	Extrémité inf. des 2 os de la jambe	0	1(tibia)	
	Rachis	Pas de clichés		
	Bassin	0	0	
	Côtes, clavicule et scapula	0	0	
	Mains	Pas ces clichés		
	Pieds	Pas de clichés		
	TOTAL EXOSTOSES	27		

SCINTIGRAPHIE OSSEUSE (2008) : L'examen scintigraphique montre plusieurs excroissances osseuses au niveau de l'extrémité supérieure de l'humérus gauche et de l'extrémité inférieure des fémurs et des extrémités supérieures des tibias. Ces excroissances sont iso-fixantes par rapport au reste du squelette en particulier à ceux du membre inférieur droit et s'accompagne d'une captation normale au temps précoce. Il y a absence de signes pouvant évoquer une dégénérescence.

N°6- PATIENTE : OLFA S.				N° dossier : 703/09
Née en 1985, originaire de Boauficha, pas d'antécédents familiaux de maladie exostosante, l'âge de la découverte non précisé. A l'examen : boiterie, accroupissement impossible. Palpation de tuméfactions dures fixes par rapport au plan profond, la peau en regard normale, bursite poplité (kyste poplité). Pas de signes de compression vasculo-nerveuse. ILMI : 1cm. Mobilité genoux des 2 côtés 0/140. Mobilité hanches : A droite : 70/0 – 40/10 – 20/0 A gauche : 90/0 – 40/20 -30/10 Poids et taille non indiqués dans le dossier médical.	LOCALISATION	A DROITE	A GAUCHE	TRAITEMENT ET SUIVI
	Extrémité sup. de l'Humérus	2	2	2009➔ Double biopsie de 2 exostoses de l'extrémité supérieure des 2 fémurs pour suspicion de dégénérescence, Heureusement l'anapath ne montrait pas de signes de malignité. 2011➔Exostosectomie de l'extrémité supérieure du fémur droit justifiée par les douleurs mécaniques associées. Suites opératoires simples. Anapath :ostéochondrome La patiente a abandonné le suivi en février 2011.
	Extrémité inf. des 2 os de l'Avant-bras	Pas de clichés		
	Extrémité sup. du Fémur	2	2	
	Extrémité inf. du Fémur	3	3	
	Extrémité sup. du Tibia	1	2	
	Extrémité sup. de la Fibula	1	1	
	Extrémité inf. des 2 os de la jambe	Pas de clichés		
	Rachis	0		
	Bassin	5 (ailes iliaques, symphyse)		
	Côtes, clavicule et scapula	0	1 (3ème côte)	
	Mains	Pas de clichés		
	Pieds	Pas de clichés		
	TOTAL EXOSTOSES	25		

TDM lombaire (2008) : Maladie exostosante, les deux lésions des cols des fémurs aussi bien droite que gauche présentent des signes suspects de dégénérescence en chondrosarcome et cela de façon plus marquée du côté droit.
IRM du bassin (2008) : Du côté droit, il y a une lésion de la face antéro-interne du col fémoral mesurant 4x3 cm, de contours irréguliers. Elle présente une coiffe cartilagineuse polylobée épaisse mesurant 12 mm d'épaisseur, de contours irréguliers avec prise de contraste considérable, elle est donc suspecte. Une autre lésion de la face postérieure du col mesure 18x12 mm, sa coiffe cartilagineuse est mince mesurant 3 mm sans prise de contraste pathologique. Du côté gauche : la lésion située à la face médiale de la métaphyse fémorale suspecte mesure 4x2,5 cm. L'os spongieux à ce niveau présente un hypersignal localisé sur la séquence STIR se rehaussant de façon importante après injection. Par ailleurs sa coiffe cartilagineuse est épaisse mesurant 19mm et prenant le contraste de façon hétérogène. Les vaisseaux fémoraux sont perméables.

N°7- PATIENT : RIDHA A.				N° Dossier : 1017/00
Né en 1965, originaire de Messadine – Sousse, aux antécédents familiaux de maladie exostosante. L'âge de la découverte de la maladie était 10 ans. A l'examen, pas de boiterie, pieds égyptiens avec Hallux valgus de 50° à gauche et de 25° à droite. La mobilité articulaire du genou droit était normale, celle du genou gauche était limitée avec une limitation de la flexion à 100°.cubitus brevis à droite Mobilité chevilles et hanches normales. Poids et taille non précisés. Inégalité de longueur des membres inférieurs = 1cm.	LOCALISATION	A DROITE	A GAUCHE	TRAITEMENT ET SUIVI
	Extrémité sup. de l'Humérus	2(déformation Axiale de l'os)	1	➔2000 : Double exostosectomie fémorale distale externe droite et tibiale distale gauche pour gêne fonctionnelle. Examen anapath confirmait l'ostéochondrome sans signes de dégénérescence. ➔2001 : Double exostosectomie fémorale distale gauche postéoexterne et tibiale proximale antérointerne. ➔2006 : Opération pour hallux valgus irréductible gauche pour des douleurs de l'avant pied gauche. Le patient a abandonné le suivi en juillet 2006.
	Extrémité inf. des 2 os de l'Avant-bras	1 (radius)	2 (ulna et radius)	
	Extrémité sup. du Fémur	1 (image lacunaire soufflant l'os)	1	
	Extrémité inf. du Fémur	2	2 (image lacunaire soufflant l'os)	
	Extrémité sup. du Tibia	2 (synostose Tibiofibulaire sup.)	1	
	Extrémité sup. de la Fibula	1 (image lacunaire soufflant l'os)	1	
	Extrémité inf. des 2 os de la jambe	1(tibia)	1 (tibia)	
	Rachis	Pas de clichés		
	Bassin	0	0	
	Côtes, clavicule et scapula	1(scapula)	0	
	Mains	Pas de clichés		
	Pieds	1(M1 pied)	1(M1 pied)	
	NOMBRE EXOSTOSES	22		

N°8- PATIENT : ABDELWAHEB J.				N° dossier : 635/09
Né en 1986, originaire de Eljem à Mahdia, travaille mécanicien. niveau 7ème année de base. Ayant des antécédents familiaux de maladie exostosante. âge de la découverte 10 ans. Taille et poids à 27 ans : Taille : 1,65m (-1,6 DS) poids : 65 kg (0 DS) marche normale sans boiterie, inégalité de longueur des membres inférieurs de 2 cm. Aspect en coup de vent externe de la jambe droite et du bras gauche. Mobilité genou droit : 0/110 Mobilité genou gauche : 0/120 Pas de signes de compression Mobilité hanche et chevilles normales neurovasculaires.	**LOCALISATION**	**A DROITE**	**A GAUCHE**	**TRAITEMENT ET SUIVI**
	Extrémité sup. de l'Humérus	2	2	2009➜Exostosectomie fémorale inférieur gauche avec suites opératoires simples. L'anapath : ostéochondrome sans signes de dégénérescence. 2010➜Triple exostosectomie fémorale inférieure droite une interne et l'autre externe et tibiale supérieure droite interne. La mobilité du genou droit s'est améliorée de 0/110 à 0/120. Patient en abandon du suivi dès juillet 2010.
	Extrémité inf. des 2 os de l'Avant-bras	1 (radius)	1(radius)	
	Extrémité sup. du Fémur	1	0	
	Extrémité inf. du Fémur	3	2	
	Extrémité sup. du Tibia	2	2	
	Extrémité sup. de la Fibula	1	1	
	Extrémité inf. des 2 os de la jambe	1(tibia) Déformation tibia	Pas de clichés	
	Rachis	0		
	Bassin	Pas de clichés		
	Côtes, clavicule et scapula	0	1(clavicule)	
	Mains	Pas de clichés		
	Pieds	Pas de clichés		
	TOTAL EXOSTOSES	20		

N°9- PATIENT : AHMED B.				N° dossier : 4523/11
Né en 1998, originaire de Bembla aux antécédents familiaux de maladie exostosante, âge de la découverte 3 ans. A l'examen : marche avec boiterie, bassin asymétrique, appui monopodal stable. Chevilles libres des deux côtés : Flexion dorsale 25° Flexion plantaire 30° Genoux stables :0/120° des 2 côtés. Mobilité des hanches normale. Poids, taille et ILMI non précisés dans le dossier. Attitude en rotation externe du membre inférieur droit. flessum du coude gauche. Pas de signes de compression vasculonerveuses.	**LOCALISATION**	**A DROITE**	**A GAUCHE**	**TRAITEMENT ET SUIVI**
	Extrémité sup. de l'Humérus	2	3	2011➜Double exostosectomie fémorale inférieure gauche et tibiale inférieure gauche. Suites opératoires simples. Anapath : ostéochondrome Il a gardé **_deux cicatrices séquellaires chéloïdes._** 2012➜Triple exostosectomie fémorale inférieure droite, tibiale supérieure des 2 côtés sans complications. Patient suivi régulièrement à la consultation externe tous les 6 mois.
	Extrémité inf. des 2 os de l'Avant-bras	Pas de clichés		
	Extrémité sup. du Fémur	4	1	
	Extrémité inf. du Fémur	4	5	
	Extrémité sup. du Tibia	2	3	
	Extrémité sup. de la Fibula	2	2	
	Extrémité inf. des 2 os de la jambe	3 (2tibia+ 1Fibula)	1 (tibia)	
	Rachis	Pas de clichés		
	Bassin	Pas de clichés		
	Côtes, clavicule et scapula	0	0	
	Mains	Pas de clichés		
	Pieds	0	1	
	TOTAL EXOSTOSES	33		

N°10- PATIENT : FAROUK G.			N° dossier : 320/12	
Né en 1994, originaire de Sidi Bouzid aux antécédents familiaux de maladie exostosante. L'âge de la découverte de la maladie était 3 ans. A l'examen : cicatrice de brulures anciennes au niveau de la jambe, la cuisse et la face interne du genou gauche. marche normale sans boiterie. Mobilité des hanches non indiquée dans le dossier. Mobilité des 2 genoux 0/135 Mobilité des chevilles est non indiquée. Taille, poids et ILMI sont non précisés.	**LOCALISATION**	**A DROITE**	**A GAUCHE**	**TRAITEMENT ET SUIVI**
	Extrémité sup. de l'Humérus	1	1	**2009→** Exostosectomie tibiale proximale gauche faite sans complications avec à l'anapath : ostéochondrome Sans signes de dégénérescence. **2012→**Exostosectomie fémorale inférieure gauche a été pratiquée car causant des douleurs. Le patient est suivi régulièrement à la consultation externe.
	Extrémité inf. des 2 os de l'Avant-bras	Pas de clichés		
	Extrémité sup. du Fémur	Pas de clichés	1	
	Extrémité inf. du Fémur	Pas de clichés	4 dont une faisant 10x10cm	
	Extrémité sup. du Tibia	Pas de clichés	2	
	Extrémité sup. de la Fibula	Pas de clichés	2	
	Extrémité inf. des 2 os de la jambe	Pas de clichés		
	Rachis	Pas de clichés		
	Bassin	Pas de clichés		
	Côtes, clavicule et scapula	0	0	
	Mains	Pas de clichés		
	Pieds	Pas de clichés		
	TOTAL EXOSTOSES	11		

TDM de la cuisse gauche (2011): Présence au niveau du tiers inférieur diaphysaire fémoral gauche d'ostéochondrome de 105x95mm à la face antéro-interne fémorale avec refoulement de la masse musculaire qui présente une dystrophie graisseuse (loge antérieure essentiellement) et refoulement du paquet vasculonerveux en dedans mais qui reste à distance de la masse tumoral et lui est séparé par un plan musculaire. L'ostéochondrome présente une large composante ossifiée. La composante cartilagineuse est de 20 mm maximum. Absence de signes d'agressivité locorégionale à type de rupture corticale, ni de réactions périostées ni d'envahissement des parties molles. Présence d'autres petites exostoses pédiculées et sessiles de la métaphyse fémorale sans rapport avec le paquet vasculaire
fémoro-poplité.

N°11- PATIENT : HELMI K.			N° dossier : 2000/06	
Né en 1998, originaire de Moknine – Monastir sans antécédents familiaux particuliers, âge de la découverte de la maladie était 1 an. L'examen à l'admission : marche normale sans boiterie, des tuméfactions dures aux extrémités des os longs fixes par rapport au plan profond mobiles par rapport au plan cutané, la peau en regard d'aspect normal.pas de signes de compressions vasculonerveuses. Raccourcissement de l'ulna avec incurvation du radius. Les articulations étaient libres. La mobilité articulaire normale. ILMI non précisée. Taille à 16 ans : 1,80m (+1 DS) Poids : 56kg (-0,4 DS)	**LOCALISATION**	**A DROITE**	**A GAUCHE**	**TRAITEMENT ET SUIVI**
	Extrémité sup. de l'Humérus	1	1	**→2006 :** Exostosectomie fémorale inférieure gauche pour des douleurs intermittentes. Suites opératoires simples ; Anapath : ostéochondrome Sans signes de malignité. Patient en abandon de suivi depuis août 2006.
	Extrémité inf. des 2 os de l'Avant-bras	1 (radius)	1(ulna)	
	Extrémité sup. du Fémur	0	1	
	Extrémité inf. du Fémur	2	3	
	Extrémité sup. du Tibia	2	2	
	Extrémité sup. de la Fibula	1	1	
	Extrémité inf. des 2 os de la jambe	0	0	
	Rachis	1	0	
	Bassin	0	0	
	Côtes, clavicule et scapula	1 (clavicule)	0	
	Mains	0	0	
	Pieds	0	0	
	TOTAL EXOSTOSES	18		

N°12- PATIENTE : KHAOULA K.				N° dossier : 2528/06
Née en 1998 originaire de Eljem - Mahdia aux antécédents familiaux de maladie exostosante. L'âge de la découverte de la maladie était 3ans. L'examen clinique: marche normale articulations libres mobilité conservée. Plusieurs tuméfactions dures. Mobilité conservée dans les articulations. Déformation en varus du tiers inférieur de la jambe droite. Poids, taille et ILMI étaient non précisés.	**LOCALISATION**	**A DROITE**	**A GAUCHE**	**TRAITEMENT ET SUIVI**
	Extrémité sup. de l'Humérus	3	1	**2006 →** Exostosectomie tibiale inférieure droite pour déformation en varus sévère des 2 os de la jambe. L'examen anatomopathologique revenait normal indemne de toutes lésions histologiques car ne contenant pas de coiffe cartilagineuse donc la résection chirurgicale était incomplète. La conséquence directe était la progression de la déformation de la jambe droite. **2007 →** Réopération sur la même exostose insuffisamment réséquée avec exostosectomie plus radicale. Les suites opératoires étaient simples. l'examen anatomopathologique : ostéochondrome sans signes de malignité. Patiente suivie dès lors en consultation externe jusqu'à décembre 2010 quand elle a été perdue de vue.
	Extrémité inf. des 2 os de l'Avant-bras	Pas de clichés		
	Extrémité sup. du Fémur	Pas de clichés		
	Extrémité inf. du Fémur	Pas de clichés	4	
	Extrémité sup. du Tibia	2	2	
	Extrémité sup. de la Fibula	0	2	
	Extrémité inf. des 2 os de la jambe	1 (tibia)	0	
	Rachis	Pas de clichés		
	Bassin	Pas de clichés		
	Côtes, clavicule et scapula	0	0	
	Mains	Pas de clichés		
	Pieds	Pas de clichés		
	NOMBRE EXOSTOSES	15		

N°13- PATIENT : MEJDI C.				N° dossier : 3412/05
Né le 1991, originaire de Kairouan sans antécédents familiaux particuliers. Maladie découverte à l'âge de 8 ans. A l'examen physique : Marche normale sans boiterie. mobilité normale des 2 genoux. la mobilité des hanches et des chevilles est non précisée. Tuméfactions dures fixes par rapport au plan profond mobiles par rapport au plan superficiel, la peau en regard : normale. Poids, taille et ILMI étaient non précisés.	**LOCALISATION**	**A DROITE**	**A GAUCHE**	**TRAITEMENT ET SUIVI**
	Extrémité sup. de l'Humérus	1	1	**2005 →** Exostosectomie tibiale sup. gauche faite, justifiée par une gêne fonctionnelle en regard. Les suites opératoires étaient simples. L'examen anatomopathologique a montré un ostéochondrome sans signes de malignité. Le patient a été perdu de vu dès J7 post opératoire.
	Extrémité inf. des 2 os de l'Avant-bras	Pas de clichés	1 (radius)	
	Extrémité sup. du Fémur	Pas de clichés	1	
	Extrémité inf. du Fémur	5	0	
	Extrémité sup. du Tibia	1 (synostose)	1	
	Extrémité sup. de la Fibula	1	1	
	Extrémité inf. des 2 os de la jambe	1(tibia) synostose	1(tibia)	
	Rachis	Pas de clichés		
	Bassin	Pas de clichés		
	Côtes, clavicule et scapula	0	0	
	Mains	Pas de clichés		
	Pieds	0	0	
	NOMBRE EXOSTOSES	15		

SCINTIGRAPHIE OSSEUSE (2005) : L'examen montre plusieurs foyers d'hyperfixation au niveau de l'apophyse styloïde de la fibula gauche, des extrémités supérieure et inférieure de la fibula droite, du petit trochanter du fémur gauche et du ⅓ supérieur de l'humérus gauche. Le reste du squelette est sans anomalies significatives de fixation.

N°14- PATIENT : MOHAMED S.				N° dossier : 2507/11
Né en 1984, originaire de Bembla, travaille comme chauffeur, pas d'antécédents familiaux. La découverte de la maladie à 7 ans.	**LOCALISATION**	**A DROITE**	**A GAUCHE**	**TRAITEMENT ET SUIVI**
	Extrémité sup. de l'Humérus	1	1	**1996➜**Exostosectomie fémorale inférieure gauche. Complication postopératoire : *__cicatrice chéloïde__*
à l'examen : Marche normale, gêne de la mobilité de l'épaule gauche causée par une exostose humérale supérieure gauche. mobilité des autres articulations était non précisée. Exostose de la 2ème côte gauche douloureuse sans signes inflammatoires en regard. présence d'une circulation collatérale superficielle en regard. parésie du membre supérieur gauche. pouls radial gauche légèrement diminué.	Extrémité inf. des 2 os de l'Avant-bras	0	1 (ulna)	**2002➜**Exostosectomie fémorale inférieure droite. Complication post-op : *__cicatrice chéloïde__*.
	Extrémité sup. du Fémur	1	2	**2003➜**Exostosectomie ulnaire inf.
	Extrémité inf. du Fémur	Pas de clichés		**2011➜**Exostosectomie de la 2ème côte gauche et humérale gauche.
	Extrémité sup. du Tibia	1	1	La 1ère opération pour signes de compression vasculaire subclavière gauche. La 2ème pour gêne de la mobilité de l'épaule gauche.
	Extrémité sup. de la Fibula	1	1	Les suites opératoires étaient simples avec disparition des signes de compression et de la gêne de l'épaule gauche.
	Extrémité inf. des 2 os de la jambe	0	0	Anapath : ostéochondrome
	Rachis	Pas de clichés		Patient suivi à la consultation mais perdu de vue dès décembre 2011.
	Bassin	1 (branche ilio pubienne gauche)		
	Côtes, clavicule et scapula	Pas de clichés	3	
	Mains	Pas de clichés		
Taille à 29 ans :1,70 m (-0,8 DS) Poids 80kg (+2 DS) ILMI=0 cm.	Pieds	0	0	
	NOMBRE EXOSTOSES	14		

Angio-IRM de l'hémithorax gauche (2011) : Une masse de 53x40 mm pariétale en hyposignal T1, hyposignal T2 hétérogène correspondant à une exostose de la 2ème côte gauche largement ossifiée avec composante cartilagineuse infracentimétrique. Cette masse comprime les vaisseaux sub-claviers (artère et veine) qui restent perméables avec sténose serrée de l'artère sur 2,5 cm de longueur et qui reprend un calibre normal, la veine est perméable. Il existe une empreinte sur le poumon gauche qui est refoulé vers le bas. Il n'y a pas des signes d'agressivité locorégionale en particulier ses limites restent nettes et sa graisse péri-lésionnelle de signal normal.

ECHOGRAPHIE des parties molles (2011) : L'exostose est située en regard de la 2ème côte gauche présentant une coiffe cartilagineuse fine de 4 mm d'épaisseur. Veine et artère subclavières sont perméables.

N°15- PATIENT : SLIM B.				N° dossier : 2845/08
Né en 2000 originaire de Sousse, aux antécédents familiaux de maladie exostosante, âge de la découverte de sa maladie à l'âge de 4 ans. A l'examen : genu valgum exagéré à gauche. marche avec boiterie, les 2 hanches et les 2 chevilles étaient libres. mobilité du genou droit : 0/90	**LOCALISATION**	**A DROITE**	**A GAUCHE**	**TRAITEMENT ET SUIVI**
	Extrémité sup. de l'Humérus	1	1	**2008➜**Agrafage de l'extrémité supérieure médiale du tibia gauche pour genu valgum.
	Extrémité inf. des 2 os de l'Avant-bras	Pas de clichés	1 (ulna) 1(radius)	**2009➜**Remplacement des deux agrafes pour déplacement secondaire.
	Extrémité sup. du Fémur	0	1	**2010➜**Ablation des agrafes du genou gauche.
	Extrémité inf. du Fémur	5	4	**2010➜**Exostosectomie fibulaire supérieure droit car compressive (SPE).
	Extrémité sup. du Tibia	3	3	**2011➜**Exostosectomie tibiale supérieure gauche pour gêne fonctionnelle.
Genou gauche : 0/120 Inégalité de longueur des membres inférieurs 3cm.	Extrémité sup. de la Fibula	1	2	L'examen anatomopathologique : ostéochondrome sans signes de malignité.
	Extrémité inf. des 2 os de la jambe	1 (tibia)	1 (tibia) 1(fibula)	Face aux 2 problèmes de genu valgum à gauche et d'inégalité de longueur des membres inférieurs, on a décidé de faire un agrafage à gauche et un allongement du côté droit par fixateur externe.
	Rachis	Pas de clichés		
Taille et poids à 13 ans :	Bassin	0	1 (aile iliaque)	
Taille : 1 ,15m (-5 DS) Poids : 56 kg (+2 DS)	Côtes, clavicule et scapula	2(côte + scapula)	0	**2012➜**Epiphysiodèse tibiale et fémorale gauche par agrafage pour genu valgum.
Hanches et chevilles libres de mobilité normale.	Mains	Pas de clichés		Le patient est suivi régulièrement à la consultation externe.
	Pieds	0	0	
	NOMBRE EXOSTOSES	29		

IRM jambe droit (2010) : Ostéochondrome volumineux se développant à partir de la métaphyse fibulaire ayant un développement postérieur pédiculé avec base d'implantation mesurant 33mm. Il est bien limité par une corticale de 50x84 mm. Il prend la forme en « chou-fleur» avec une couronne cartilagineuse de 25 mm d'épaisseur maximal. Cette couronne ne rehausse pas de façon significative. Pas de signes d'infiltration des tissus mous. Cet ostéochondrome qui se développe dans les parties profondes et superficielles du compartiment postérieur des loges ostéofibreuses. Il est responsable d'une compression des muscles (triceps sural, plantaire, long fléchisseur des orteils, tibial postérieur) et refoule les structures vasculaires : veine et artère tibiales postérieures ainsi que la veine et l'artère fibulaires. Il refoule également le nerf tibial mais reste loin du trajet du nerf fibulaire.

N°16- PATIENT : LOTFI Y.				N° dossier : 223/04
Né en 1995 originaire de Kalâa seghira - Sousse. pas d'antécédents familiaux notables, l'âge de la découverte de la maladie était non indiqué dans le dossier. A l'examen : marche normale sans boiterie, gonalgies avec blocage méniscal à gauche incurvation du radius avec raccourcissement de l'ulna. Mobilité des genoux Genou droit : 0/95. Genou gauche : 0/135 En post-op les 2 à 140/0. La mobilité des hanches et des chevilles: non précisée ainsi que la taille et le poids. ILMI=0 cm.	**LOCALISATION**	**A DROITE**	**A GAUCHE**	**TRAITEMENT ET SUIVI**
	Extrémité sup. de l'Humérus	1	1	2004➔Double exostosectomie fémorale Distale gauche postéro-interne et tibiale proximale gauche compliquée en post-op d'une lésion de l'artère fémorale superficielle qui a nécessité une réparation vasculaire immédiate d'évolution favorable avec complication : *cicatrice chéloïde*. L'examen anapath a montré qu'il s'agissait d'un ostéochondrome sans signes malignité.
	Extrémité inf. des 2 os de l'Avant-bras	Pas de clichés	1 (radius) 1(ulna)	
	Extrémité sup. du Fémur	0	0	2004➔2ème opération a été pratiquée avec double exostosectomie ; fémorale supérieure droite postéro-externe et tibiale supérieure droite antéro-interne. L'anapath : ostéochondrome.
	Extrémité inf. du Fémur	2	2	
	Extrémité sup. du Tibia	2	1	2005➔3ème opération a été faite avec double exostosectomie ; tibiale distale droite interne et tibiale proximale gauche antéro-interne. Les suites opératoires étaient simples.
	Extrémité sup. de la Fibula	1	1	
	Extrémité inf. des 2 os de la jambe	0	1 (tibia)	2008➔ 4ème opération a été faite avec exostosectomie fémorale inférieure gauche postéro-externe pour gêne fonctionnelle à la marche. Les suites opératoires étaient marquées par un tableau infectieux septicémique à staph. aureus d'évolution favorable sous antibiotiques.le patient a abandonné le suivi dès aout 2008.
	Rachis	0		
	Bassin	0	1	
	Côtes, clavicule et scapula	0	2	
	Mains	0	0	
	Pieds	Pas de clichés		
	NOMBRE EXOSTOSES	17		

SCINTIGRAPHIE OSSEUSE (2008) : Plusieurs hyperfixations d'intensité modérée au niveau des épaules, les extrémités supérieures des fémurs, les genoux, les extrémités inférieures des tibias, l'avant-bras gauche et l'extrémité inférieure du rachis gauche.
ECHOGRAPHIE DOPLLER VEINEUX DES MEMBRES INFERIEURS (2008) : Pas de thrombose veineuse profonde.
ECHODOPPLER VASCULAIRE (2004) : Faux anévrysme fissuré de l'artère fémorale superficielle et hématome du genou gauche.

N°17- PATIENT : ANIS I.				N° dossier : 736/06
Né en 1996, originaire de Sidi Bouzid, aux antécédents familiaux de maladie exostosante, Âge de la découverte de la maladie était 4 ans. A l'examen : un léger retard mental avec basse implantation des cheveux. Taille à 10 ans 1.43m (+1,2 DS), 38,5 Kg (+2 DS) un genu valgum bilatéral causant une boiterie à la marche par contact entre les 2 genoux lors de la marche. Flessum des 2 genoux. Déformation en valgus (coup de vent externe) de la jambe droite. ILMI de 6 cm. Genou gauche : 0/120. Genou droit non indiquée. Hanches : 110/20/30/45/30/30 Chevilles : 10/30	**LOCALISATION**	**A DROITE**	**A GAUCHE**	**TRAITEMENT ET SUIVI**
	Extrémité sup. de l'Humérus	1	1	2006➔Biopsie de l'exostose tibiale sup. droite qui a présenté des signes cliniques et radiologiques de dégénérescence. Anapath: ostéochondrome sans caractères de malignité.
	Extrémité inf. des 2 os de l'AB	1 (Radius)	1(radius)	
	Extrémité sup. du Fémur	1	0	La CAT était l'exérèse un peu limitée en postéro-interne 15x14x4 cm pour éviter les fractures par fragilisation de l'os. Une **cicatrice chéloïde** a été séquellaire. L'examen anapath final de la pièce d'exérèse confirmait le 1er résultat. L'évolution était marquée au bout de 1 an par la récidive locale de l'ancienne lésion avec forte suspicion de dégénérescence radiologique. La biopsie pratiquée revenait en faveur d'un **CHONDROSARCOME** bien différencié Avec bilan d'extension négatif. La CAT :
	Extrémité inf. du Fémur	3	4	
	Extrémité sup. du Tibia	1 (12x11cm suspecte)	5	
	Extrémité sup. de la Fibula	1	4	
	Extrémité inf. des 2 os de la jambe	1 (tibia) synostose	1 (tibia) synostose	
	Rachis	2 (corps D1 et L4)		
	Bassin	1		
	Côtes, clavicule et scapula	1(3ème côte)	2 (9ème côte +scapula)	2007➔Résection large avec traitement conservateur par clou cimenté, avec limites de résection passant par un tissu sain.
	Extrémités	5 (main)	6 (main)	2011➔Un allongement du fémur droit par fixateur externe de type TREXAS a été pratiqué pour inégalité de longueur des 2 membres inférieurs de 6 cm.
	Pieds	0	0	
	NOMBRE EXOSTOSES	42		

IRM du tiers supérieur de la jambe droite(2007) : Importante récidive de l'ostéochondrome précédemment décrit intéressant les ⅔ supérieur du tibia épargnant l'épiphyse. Extension aux parties molles et amincissement de la graisse sous cutanée. L'aspect hétérogène fait suspecter une dégénérescence.
Une autre exostose localisée dans la fosse postérieure du tibia droit refoulant le paquet vasculo-nerveux.
SCINTIGRAPHIE OSSEUSE (2007) : Large zone hyperfixante hétérogène irrégulière intéressant la moitié supérieure de la jambe droite en rapport avec la tumeur déjà connue. Une hyperfixation ovalaire intéressant le ⅓ inférieur du tibia gauche. Une hyperfixation de la tête fémorale gauche de la sacro-iliaque droite. Plusieurs localisations exostosantes au niveau de l'extrémité inférieure des 2 fémurs, de l'extrémité supérieure du tibia gauche et de l'extrémité supérieure des 2 humérus.

ANNEXE B : ETUDE CLINIQUE

Tableau XVIII : Etude clinico-anamnestique des patients							
	Genre	Naissance	Age de la découverte de la maladie	Antécédents familiaux exostosante	Nombre exostoses	Nombre exostosectomies	Boiterie
Patient 1	Féminin	1985	5	Positif	19	1	Positive
Patient 2	Masculin	1989	7	Positif	12	4	Négative
Patient 3	Féminin	1995	5	Positif	13	5	Négative
Patient 4	Féminin	1988	4	Positif	23	0	Négative
Patient 5	Masculin	1997	4	Positif	27	3	Négative
Patient 6	Féminin	1985	-	Négatif	25	3	Positive
Patient 7	Masculin	1965	10	Positif	22	4	Négative
Patient 8	Masculin	1986	10	Positif	20	4	Négative
Patient 9	Masculin	1998	3	Positif	33	5	Positive
Patient 10	Masculin	1994	3	Positif	11	2	Négative
Patient 11	Masculin	1998	1	Négatif	18	1	Négative
Patient 12	Féminin	1998	3	Positif	15	2	Négative
Patient 13	Masculin	1991	8	Négatif	15	1	Négative
Patient 14	Masculin	1984	7	Négatif	14	5	Négative
Patient 15	Masculin	2000	4	Positif	29	2	Positive
Patient 16	Masculin	1995	-	Négatif	17	7	Négative
Patient 17	Masculin	1996	4	Positif	42	2	Positive

ANNEXE C : RADIOMETRIE :

Tableau XIX : Les différentes mesures radiométriques.							
PATIENT	Côté	ACD	Sharp	ACET	AFT	AMDT	AMDF	Talus
N°1	Droit	-	-	-	23,02	65,12	89,50	88,15
	Gauche	150,88	47,42	26,17	10,22	90	82,4	82,12
N°2	Droit	-	-	-	11,69	91,91	84,29	-
	Gauche	-	-	-	3,82	90	88,2	82,45
N°3	Droit	140,07	38,03	36,87	23,38	74,5	82,12	58,11
	Gauche	137,42	44,42	27,41	7,83	90	78,39	70,76
N°4	Droit	-	-	-	-	-	-	-
	Gauche	149,09	-	-	-	-	-	-
N°5	Droit	-	-	-	-	90	-	99,5
	Gauche	147,69	42,27	34,96	9,65	90	82,22	88,1
N°6	Droit	-	-	-	-	-	-	80,22
	Gauche	-	-	-	7,5	93,82	80,63	91,9
N°7	Droit	139,75	48,24	25,87	11,37	90	78,63	82,41
	Gauche	145,47	48,24	29,98	-	-	-	-
N°8	Droit	138,87	39,2	35,75	-	-	-	-
	Gauche	128,87	38,33	43,67	12	90	79	69,48
N°9	Droit	134,09	44,88	36,5	9,46	90	84,35	64,29
	Gauche	-	-	-	21,17	70,72	86,22	-
N°10	Droit	142,33	37,2	27,62	11,54	90	76,43	74,52
	Gauche	138,13	-	-	23,47	90	68,44	86,22
N°11	Droit	-	-	-	8,55	90	80,54	90
	Gauche	140,81	44,42	29,98	15,17	86,2	78,3	68,65
N°12	Droit	145,78	47,73	32,62	13,6	91,6	74,83	72,94
	Gauche	-	-	-	-	-	-	-
N°13	Droit	144,1	-	-	-	-	-	-
	Gauche	-	-	-	7,88	90	82,45	-
N°14	Droit	142,22	41,76	36,12	11,69	90	78,12	82,34
	Gauche	-	-	-	-	-	-	80,22
N°15	Droit	137,09	-	-	8	93,82	80,5	-
	Gauche	142,24	40,36	29,98	10,38	90	80,5	80,24
N°16	Droit	151,93	43,09	23,8	-	-	-	-
	Gauche	149,09	26,63	19,65	-	-	-	-
N°17	Droit	138,19	31,16	39,56	-4	90	94,5	87,22
	Gauche	174,31	43,18	12,5	12,37	90	74,83	64,29

LEGENDE :

ACD : Angle cervico-diaphysaire.
Sharp : Angle acétabulaire moyen de Sharp.
ACET : Angle de couverture externe de la tête fémorale.
AFT : Angle fémoro-tibial.

AMDT : L'angle métaphyso-diaphysaire externe supérieur du tibia.
AMDF : Angle métaphyso-diaphysaire inférieur externe du fémur.
Talus : Angle du talus.

ANNEXE D : LES ANGLES CLINIQUES

Tableau XX : Les mensurations des angles cliniques										
Patient	Côté	Flexion Hanche	EXT hanche	ABD	ADD	ROT Ext	ROT Int	Flexion genou	Flexion plantaire	Flexion dorsale
N°1	Droite	135	10	50	30	40	30	135	40	20
	Gauche	135	10	50	30	40	30	135	40	20
N°2	Droite	-	-	-	-	-	-	135	-	-
	Gauche	-	-	-	-	-	-	135	-	-
N°3	Droite	140	0	60	60	60	60	150	40	20
	Gauche	140	0	60	60	60	60	-	40	20
N°4	Droite	135	10	50	30	40	30	135	40	20
	Gauche	135	10	50	30	40	30	135	40	20
N°5	Droite	-	-	-	-	-	-	-	5	0
	Gauche	-	-	-	-	-	-	-	5	0
N°6	Droite	70	0	40	20	25	15	135	-	-
	Gauche	90	0	40	20	30	10	135	-	-
N°7	Droite	135	10	50	30	40	30	135	40	20
	Gauche	135	10	50	30	40	30	100	40	20
N°8	Droite	135	10	50	30	40	30	110	40	20
	Gauche	135	10	50	30	40	30	120	40	20
N°9	Droite	135	10	50	30	40	30	120	30	25
	Gauche	135	10	50	30	40	30	120	30	25
N°10	Droite	-	-	-	-	-	-	135	-	-
	Gauche	-	-	-	-	-	-	135	-	-
N°11	Droite	135	10	50	30	40	30	135	40	20
	Gauche	135	10	50	30	40	30	135	40	20
N°12	Droite	135	10	50	30	40	30	135	40	20
	Gauche	135	10	50	30	40	30	135	40	20
N°13	Droite	-	-	-	-	-	-	135	-	-
	Gauche	-	-	-	-	-	-	135	-	-
N°14	Droite	-	-	-	-	-	-	-	-	-
	Gauche	-	-	-	-	-	-	-	-	-
N°15	Droite	135	10	50	30	40	30	90	40	20
	Gauche	135	10	50	30	40	30	120	40	20
N°16	Droite	-	-	-	-	-	-	95	-	-
	Gauche	-	-	-	-	-	-	135	-	-
N°17	Droite	110	20	30	45	30	30	-	30	5
	Gauche	110	20	30	45	30	30	120	30	10

LEGENDE :

Flexion hanche : Flexion passive de la hanche.
EXT Hanche : Extension passive de la hanche.
ABD : Abduction de la hanche.
ADD : Adduction de la hanche.
ROT Ext : Rotation externe de la hanche.

ROT Int : Rotation interne de la hanche.
Flexion genou : Flexion du genou.
Flexion plantaire : Flexion plantaire de la cheville.
Flexion dorsale : Flexion dorsale cheville.

ANNEXE E : SCINTIGRAPHIE (1)

Tableau XXI: *L'intérêt de la scintigraphie dans le diagnostic d'exostoses pour les 7 patients étudiés scintigraphiquement (N°2, N°3, N°4, N°5, N°13, N°16 et N°17)*

Localisation		Exostose (+) Scintigraphie (+) (Les vrais-positifs) Patient N° :							Exostose (+) Scintigraphie (-) (Les faux-négatifs) Patient N° :							Exostose (-) Scintigraphie (-) (Les vrais-négatifs) Patient N° :							Exostose (-) Scintigraphie (+) (Les faux-positifs) Patient N° :						
		2	3	4	5	13	16	17	2	3	4	5	13	16	17	2	3	4	5	13	16	17	2	3	4	5	13	16	17
Ext. sup. humérus	D	0	0	1	0	0	1	1	1	1	0	1	1	0	0	0	0	0	0	0	0	0	0	0	0	0	0	0	0
	G	1	0	1	1	1	1	1	0	1	0	0	0	0	0	0	0	0	0	0	0	0	0	0	0	0	0	0	0
Ext. inf. 2 os AB	D	-	0	-	0	-	-	0	-	1	-	1	-	-	1	-	0	-	0	-	-	0	-	0	-	0	-	-	0
	G	-	0	-	-	0	1	0	-	0	-	-	1	0	1	-	1	-	-	0	0	0	-	0	-	-	0	0	0
Ext. sup. fémur	D	-	0	1	0	-	0	0	-	0	0	0	-	0	1	-	1	0	1	-	0	0	-	0	0	0	-	1	0
	G	0	0	0	0	1	0	0	1	0	1	0	0	0	0	0	1	0	1	0	0	0	0	0	0	0	0	1	1
Ext. inf. fémur	D	1	0	1	1	0	1	1	0	1	0	0	1	0	0	0	0	0	0	0	0	0	0	0	0	0	0	0	0
	G	-	1	1	1	0	1	1	-	0	0	0	0	0	0	-	0	0	0	1	0	0	-	0	0	0	1	0	0
Ext. sup. tibia	D	1	1	1	1	0	1	1	0	0	0	0	1	0	0	0	0	0	0	0	0	0	0	0	0	0	0	0	0
	G	1	1	1	1	0	1	1	0	0	0	0	1	0	0	0	0	0	0	0	0	0	0	0	0	0	0	0	0
Ext. sup. fibula	D	0	0	0	0	1	1	1	1	1	1	1	0	0	0	0	0	0	0	0	0	0	0	0	0	0	0	0	0
	G	0	0	0	0	1	1	1	1	0	1	1	0	0	0	0	1	0	0	0	0	0	0	0	0	0	0	0	0
Ext. inf. 2 os jambe	D	0	1	0	0	1	0	1	1	0	1	0	0	0	0	0	0	0	1	0	0	0	0	0	0	0	0	1	0
	G	0	1	0	0	0	1	0	0	0	1	1	1	0	1	1	0	0	0	0	0	0	0	0	0	0	0	0	0
Rachis		-	0	-	-	-	0	0	-	0	-	-	-	0	1	-	1	-	-	-		0	-	0	-	-	-	1	0
Bassin		-	0	0	0	-	0	1	-	0	1	0	-	1	0	-	1	0	1	-	0	0	-	0	0	0	-	0	0
CCS	D	0	0	0	0	0	0	0	0	0	0	0	0	0	1	1	1	0	1	1	1	0	0	0	1	0	0	0	0
	G	0	0	0	0	0	0	0	0	0	0	0	0	1	1	1	1	1	1	1	0	0	0	0	0	0	0	0	0
mains et pieds	D	-	0	1	-	-	0	0	-	0	0	-	-	0	1	-	1	0	-	-	1	0	-	0	0	-	-	0	0
	G	-	0	0	-	-	0	0	-	0	1	-	-	0	1	-	1	0	-	-	1	0	-	0	0	-	-	0	0

Pour chaque localisation on a utilisé le chiffre binaire 1 ou 0. Par exemple, si dans une localisation donnée et pour un patient donné, on a un examen radiologique positif, donc montrant une exostose (+) et une scintigraphie (-) négative, on met 1 dans la case « les faux-négatifs » et 0 dans les autres. Si l'information n'est pas précisée, on met dans la case correspondante un trait (-). On a fait la somme des données pour tous les patients dans les différentes localisations pour obtenir le tableau de la page suivante.

LEGENDE :
D : Droite.
G : Gauche.
Ext.: Extrémité.
CCS : Clavicule, Côtes et Scapula.
Sup.: Supérieur.
Inf.: Inférieur.

ANNEXE E : SCINTIGRAPHIE (2)

Tableau XXII : L'intérêt de la scintigraphie dans la maladie exostosante. (La Somme des valeurs binaires du tableau précédent)		Exostose (+) Scintigraphie (+) (les vrais-positifs)	Exostose (+) Scintigraphie (-) (les faux-négatifs)	Exostose (-) Scintigraphie (-) (les vrais-négatifs)	Exostose (-) Scintigraphie (+) (Les faux-positifs)
Localisation					
Ext. sup. de l'humérus	Droite	3	4	0	0
	Gauche	6	1	0	0
Ext. inf. des 2 os de l'avant-bras	Droite	0	3	0	0
	Gauche	1	2	1	0
Ext. sup. du fémur	Droite	1	1	2	1
	Gauche	1	2	2	2
Ext. inf. du fémur	Droite	5	2	0	0
	Gauche	5	0	1	0
Ext. sup. du tibia	Droite	6	1	0	0
	Gauche	6	1	0	0
Ext. sup. de la fibula	Droite	3	4	0	0
	Gauche	3	3	1	0
Ext. inf. des 2 os de la jambe	Droite	3	2	1	1
	Gauche	2	4	1	0
Rachis		0	1	1	1
Bassin		1	2	2	0
Côtes, clavicules et scapula	Droite	0	1	5	1
	Gauche	0	2	5	0
Extrémités (mains et pieds)	Droite	0	2	2	0
	Gauche	0	1	3	0
	TOTAL	Les vrais-positifs	Les faux-négatifs	Les vrais-négatifs	Les faux-positifs
		46	39	27	6

LEGENDE :
Ext.: Extrémité.
Sup : Supérieur.
Inf .: Inférieur.

ANNEXE F : QUESTIONNAIRE

1) Nom et prénom du patient ?

2) Profession ?

3) Niveau scolaire ?

4) Si abandon de l'école, quelle serait la cause (redoublements, financière etc.) ?

5) Sports pratiqués (auparavant et actuellement) ?

6) Age de la découverte de la maladie ?

7) Taille et poids actuels ?

8) Existe-t-il des antécédents familiaux de maladie exostosante ? Si oui, est ce qu'il y a un saut de génération dans la famille?

9) Dans le mois précédent, quelle était la fréquence des douleurs ?

[ ] Quotidiennement   [ ] 20 à 29 jours

[ ] 10 à 19 jours   [ ] 5 à 9 jours

[ ] 1 à 4 jours   [ ] Pas de douleurs

10) Durant le dernier mois, comment vous pouvez évaluer l'intensité des douleurs sur une échelle de 0 à 10 ? 0 étant l'inexistence des douleurs et 10 la douleur la plus intense ?

11) Est-ce-que la douleur a causé durant le mois dernier un arrêt du travail ou absence à l'école ?

12) Pouvez-vous spécifier, quand avez-vous les douleurs (au repos, la nuit, à l'effort) ?

13) Avez-vous les douleurs osseuses dans des localisations où vous n'avez pas d'exostoses ?

14) Dans une semaine habituelle, combien de 0 à 10, les douleurs interfèrent avec votre activité générale ?

15) Dans une semaine habituelle, combien sur une échelle de 0 à 10, les douleurs interfèrent avec votre sommeil ?

16) Sur une échelle de 0 à 10, comment la maladie affecte-t-elle votre humeur ?

17) Est-ce-que vous prenez des médicaments anti-douleurs ? Si oui, lesquels ?

18) Est-ce que la maladie vous a obligé à modifier votre activité professionnelle (changement de carrière, démission, aménagement de poste etc.) ?

19) Pouvez-vous chiffrer de 0 à 10, le niveau de la gêne esthétique ressentie à cause de la maladie exostosante ?

20) Avez-vous des entorses à répétition ?

21) Avez-vous une instabilité des genoux ?

ANNEXE G : EXAMEN CLINIQUE

Le patient doit être dans une position confortable. Au début, on évalue la marche du patient en entrant au cabinet puis on évaluera plus tard l'appui monopodal, l'équilibre etc.

Les éléments anamnestiques doivent se centrer sur le retentissement scolaire ou professionnel de la maladie exostosante.

L'examen général doit comporter les mensurations de la croissance du patient (poids, taille).

Il faut examiner la peau à la recherche de circulations collatérales, de signes inflammatoires en regard (bursite etc.)

On examine le patient pour déterminer les sites des tuméfactions osseuse facilement accessibles (thorax, abdomen, pelvis etc.) et la nature (sessile ou pédiculée) doit être notée si possible.

Il faut noter toute asymétrie ou déformations du rachis. Des contractures spastiques des muscles para vertébraux pourraient être des signes de lésion spinale.

L'examen neurologique est un temps essentiel de l'examen, l'asymétrie des réflexes abdominaux, l'asymétrie des ROT, l'asymétrie du testing musculaire, les troubles de la sensibilité (profonde et superficielle), les troubles urinaires (impériosité, dysurie etc.), les claudications intermittentes neurologiques doivent être recherchées minutieusement.

L'inégalité de longueur des membres inférieurs et des membres supérieurs doit être évaluée et notée.

Toutes les déformations ostéo-articulaires doivent être notées (valgus des genoux, des chevilles) asymétrie pectorale, déviations du poignet, subluxation de la tête radiale etc.

La mobilité articulaire doit être évaluée dans toutes les articulations, la stabilité articulaire aussi, l'hyperlaxité etc.

L'examen vasculaire est un temps essentiel de l'examen clinique : il faut rechercher des complications de la maladie exostosante : recherche des pouls distaux et des tuméfactions pulsatiles sur les trajets vasculaires, l'asymétrie des pouls doit pousser les explorations.

Toute lésion doit être caractérisée : sa localisation, douleurs associées de 0 à 10, qualité des douleurs (inflammatoire ou mécaniques, facteurs aggravants etc.), l'aspect de la peau en regard.

A côté des examens physiques, il faut rechercher le retentissement psychologique de la maladie (l'humeur générale, les troubles du sommeil, l'appétit, le retentissement de la gêne esthétique etc.)

D'une consultation à l'autre, il faut répéter les examens et marquer l'évolutivité.

Un temps très important de la consultation est celui de l'éducation du patient. Il faut insister sur l'importance du suivi même après la maturation osseuse et sur le fait de s'auto-examiner (autopalpation essentiellement) et de consulter même hors rendez-vous si le patient remarque un signe alarmant évoquant l'évolutivité de la lésion faisant craindre la transformation maligne (augmentation de la taille de l'exostose, douleurs inhabituelles etc.).

PARTIE 7

BIBLIOGRAPHIE

" «Pourquoi prendre la vie au sérieux puisque de toute façon on en sortira pas vivant.» "
Bob Marley (Chanteur Reggae XXème siècle)

[1]   Bovee, J.V.M.G. and P.C.W.Hogendoorn. 2002. Multiple osteochondromas. In World   Health Organization classification of tumours. Pathology and genetics of   tumours of soft   tissue and bone. C.D.M.Fletcher, K.K.Unni, and F.Mertens, editors. IARC Press, Lyon. 360-362.

[2]   HUNTER, John (1786). Lectures on the principles of surgery. London : 400p.

[3]   DOROSZ, philippe (2006). Guide pratique des constantes et repères médicaux. Paris :Maloine, 234 p.

[4]   Weiner DS, Hoyt WA Jr. The development of the upper end of the femur in multiple hereditary exostoses. Clin Orthop Relat Res 1978; 137:187–90.

[5]   Wiberg G.Studies on dysplastic   acetabula and congenital subluxation of the hip joint with special   reference to the   complication of osteoarthritis. Acta Orthop Scand   (Suppl) 1939;58:1–132.

[6]   Malagon V. Development of hip dysplasia in hereditary multiple exostosis. J Pediatr Orthop 2001; 21:205–11.

[7]   Klaue K, Durnin CW, Ganz R. The acetabular rim syndrome. A clinical presentation of dysplasia of the hip. J Bone Joint Surg Br 1991;73:423–9.

[8]   Broughton NS, Brougham DI, Cole WG, Menelaus MB. Reliability of radiological measurements in the assessment of the child's hip. J Bone Joint Surg Br 1989; 71:6–8.

[9]   Nelitz M, Guenther KP, Gunkel S, Puhl W. Reliability of radiological measurements   in   the assessment of hip dysplasia in adults. Br J Radiol 1999;72:331–4.

[10]   Sharp   IK. Acetabular dysplasia: the acetabular angle. J : Bone Joint Surg Br 1961;43:268–72.

[11]   «Cours le cartilage : cours faculté de médecine Bichat » sur le site online : http://l2bichat2013–2014.weebly.com/ consulté le 04/04/2014]]

[12]   The I, Bellaiche Y, Perrimon N. Hedgehog movement is regulated through tout   velu-dependent synthesis of a heparan sulfate proteoglycan. Mol Cell. 1999;4:633-9.

[13]   Dasgupta U, Dixit BL, Rusch M, Selleck S, The I. Functional conservation of the human EXT1 tumor suppressor gene and its Drosophila homolog tout velu. Dev GenesEvol. 2007;217:555-61.

[14]   McCormick C, Leduc Y, Martindale D, Mattison K, Esford LE, Dyer AP, Tufaro F. The putative tumour suppressor EXT1 alters the expression of cell-surface heparin sulfate. Nat Genet. 1998;19:158-61.

[15]   www.e-med.co.il/emed/new/Usersite/Presentations/Ortho1110-Basic/19.pdf

[16]   Wheatley DN, Feilen EM, Yin Z, et al. Primary cilia in cultured mammalian cells: detection with an antibody against detyrosinated alpha-tubulin (ID5) and by electron microscopy. J Submicrosc Cytol Pathol 1994;26:91–102.

[17]   Poole CA, Flint MH, Beaumont BW. Analysis of the morphology and function of primary   cilia   in connective tissues: a cellular cybernetic probe? Cell Motil 1985;5:175–193.

[18]   De Andrea CE, Wiweger M, Prins F, Bovée JV, Romeo S, Hogendoorn PC.   Primary   cilia organization reflects polarity in the growth plate and implies loss of   polarity and mosaicism in osteochondroma. Lab Invest. 2010 Jul;90(7):1091-101.

[19]   Kronenberg HM. Developmental regulation of the growth plate.Nature 2003;15:332–336.

[20]   Campbell JT, Kaplan FS. The role of morphogens in endochondral ossification. Calcif   Tissue Int 1992;50:283–289.

[21]   Song B, Haycraft CJ, Seo H, et al. Development of the post-natal growth plate   requires intraflagellar transport proteins. Dev Biol   2007;305:202–216.

[22]   Sloboda RD, Rosenbaum JL. Making sense of cilia and flagella. J Cell Biol 2007;179:575–582.

[23]   D'Ambrosia R, Ferguson AB Jr. The formation of osteochondroma by epiphyseal cartilage transplantation. Clin Orthop Relat Res. 1968;61:103-15.

[24]   Alman BA. Multiple hereditary exostosis and hedgehog signaling: implications for novel therapies. J Bone Joint Surg Am. 2009 Jul;91 Suppl 4:63-7.

[25]   Jones KB. Glycobiology and the growth plate: current concepts in multiple hereditary exostoses. J Pediatr Orthop. 2011 Jul-Aug;31(5):577-86.

[26]   Toyoda H, Kinoshita-Toyoda A: Structural analysis of glycosaminoglycans in drosophila and caenorhabditis elegans and demonstration that tout-velu, a drosophila gene related to EXT tumor suppressors, affects heparan sulfate in vivo. *J Biol Chem* 2000, 275:2269-2275.

[27]   Osterholm C, Barczyk MM, Busse M, Grønning M, Reed RK, Kusche-Gullberg M. Mutation in the heparan sulfate biosynthesis enzyme EXT1 influences growth factor   signaling and fibroblast interactions with the extracellular matrix. J Biol Chem. 2009 Dec 11;284(50):34935-43.

[28] Liem YS, Bode L, Freeze HH, Leebeek FW, Zandbergen AA, Paul Wilson J. 2008. Using heparin therapy to reverse protein-losing enteropathy in a patient with CDG-Ib. *Nat Clin Pract Gastroenterol Hepatol* 5: 220–224.

[29] Roehl HH, Pacifici M. Shop talk: Sugars, bones, and a disease called multiple hereditary exostoses. Dev Dyn. 2010 Jun; 239(6):1901-4.

[30] Stanford KI, Wang L, Castagnola J, Song D, Bishop JR, Brown JR, Lawrence R, Bai X, Habuchi H, Tanaka M, Cardoso VV, Kimata K,Esko JD. 2010. Heparan sulfate 2-O-sulfotransferase is required for triglyceride-rich lipoprotein clearance. *J Biol Chem* 285:286–294

[31] Hosalkar H, Greenberg J, Gaugler RL, Garg S, Dormans JP. Abnormal scarring with keloid formation after osteochondroma excision in children with multiple hereditary exostoses. J Pediatr Orthop. 2007;27:333-7.

[32] Inatani M, Irie F, Plump AS, Tessier-Lavigne M, Yamaguchi Y (2003) Mammalian brain morphogenesis and midline axon guidance require heparan sulfate. Science 302:1044–1046.

[33] Matsumoto Y, Irie F, Inatani M, Tessier-Lavigne M, Yamaguchi Y (2007) Netrin- 1/DCC signaling in commissural axon guidance requires cell-autonomous expression of heparan sulfate. J Neurosci 27:4342–4350.

[34] Pratt T, Conway CD, Tian NM, Price DJ, Mason JO (2006) Heparan sulphation patterns generated by specific heparan sulfotransferase enzymes direct distinct aspects of retinal axon guidance at the optic chiasm. J Neurosci 26:6911–6923.

[35] Conway CD, et al. (2011) Heparan sulfate sugar modifications mediate the functions of slits and other factors needed for mouse forebrain commissure development.J Neurosci 31:1955–1970.

[36] Kantor DB, et al. (2004) Semaphorin 5A is a bifunctional axon guidance cue regulated by heparan and chondroitin sulfate proteoglycans. Neuron 44:961–975.

[37] Silverman JL, Yang M, Lord C, Crawley JN (2010) Behavioural phenotyping assays for mouse models of autism. Nat Rev Neurosci 11:490–502.

[38] Irie F, Badie-Mahdavi H, Yamaguchi Y. Autism-like socio-communicative deficits and stereotypies in mice lacking heparan sulfate. Proc Natl Acad Sci U S A. 2012 Mar 27;109(13):5052-6.

[39] Bolton P, Powell J, Rutter M, Buckle V, Yates JR, Ishikawa-Brush Y, Monaco AP. 1995. Autism, mental retardation, multiple exostoses and short stature in a female with 46,X,t(X;8)(p22.13;q22.1). *Psychiatr Genet* 5: 51–55.

[40] Ishikawa-Brush Y, Powell JF, Bolton P, Miller AP, Francis F, Willard HF, Lehrach H, Monaco AP. 1997. Autism and multiple exostoses associated with an X;8 translocation occurring within the GRPR gene and 3' to the SDC2 gene. *Hum Mol Genet* 6: 1241–1250.

[41] Li H, Yamagata T, Mori M, Momoi MY (2002) Association of autism in two patients with hereditary multiple exostoses caused by novel deletion mutations of EXT1. J Hum Genet 47:262–265.

[42] Wuyts W, et al. (2002) Multiple exostoses, mental retardation, hypertrichosis, and brain abnormalities in a boy with a de novo 8q24 submicroscopic interstitial deletion. Am J Med Genet 113:326–332.

[43] Swarr DT, et al. (2010) Potocki-Shaffer syndrome: Comprehensive clinical assessment, review of the literature, and proposals for medical management. Am J Med Genet A 152A:565–572.

[44] Carlsson ML (1998) Hypothesis: Is infantile autisma hypoglutamatergic disorder? Relevance of glutamate-serotonin interactions for pharmacotherapy. J Neural Transm 105:525–535.

[45] Ahn J, Ludecke H-J, Lindow S, et al. Cloning of the putative tumour suppressor gene for hereditary multiple exostoses (EXT1). *Nat Genet* 1995;11:137-43.

[46] BLANTON SH, HOGNE D, WAGNER M, WELLS D - Hereditary multiple exostoses: confirmation of linkage to chromosome 8 and 11.*Am J Med Genet,* 1996, 62, 150-159.

[47] PHILIPPE C, PORTER DE, EMERTON ME-Mutation screening of the EXT1 and EXT2 genes in patients with hereditary multiple exostoses. *Am J Hum Genet,* 1997, 61, 520-528.

[48] WUYTS W, RAMLAKHAN S, VAN-HUL W- Refinement of multiple exostosis locus (EXT 2) to a 3-CM interval on chromosome 11. *Am J Hum Genet,* 1995, 57, 382-387.

[49] WUYTS W & VAN HUL W - Molecular basis of multiple exostoses: mutations in the EXT1 and EXT2 genes. *Hum Mutat,* 2000, 15, 220-227.

[50] Cook W, Raskind W, Blanton SH, et al. Genetic heterogeneity in families with hereditary multiple exostoses. *Am J Hum Genet* 1993;53:71-9.

[51] *Wu YQ, Heutink P, de Vries BB, Sandkuijl LA, van den Ouweland AM, Niermeijer MF, Galjaard H, Reyniers E (1994). "Assignment of a second locus for multiple exostoses to the pericentromeric region of chromosome 11".* Human Molecular Genetics 3 (1): 167–71.

[52] Le Merrer M, Legeai-Mallet L, Jeannin PM, et al. A gene for hereditary multiple exostoses maps to chromosome 19p. Hum Mol Genet. 1994;3:717–22.

[53] Carey DJ. Syndecans: multifunctional cell-surface co-receptors. *Biochem* 327:1–16, 1997

[54] Woods A, Couchman JR. Syndecans: synergistic activators of cell adhesion. *Trends Cell Biol* 8:189–92, 1998.

[55] Lind T, Tufaro F, McCormick C, Lindahl U, Lidholt K. The putative tumor suppressors EXT1 and EXT2 are glycosyltransferases required for the biosynthesis of heparin sulfate. J Biol Chem. 1998;273:26265-8.

[56] Stickens D, Clines G, Burbee D, Ramos P, Thomas S, Hogue D. The EXT2 multiple exostoses gene defines a family of putative tumor suppressor genes. Nat Genet. 1996;14:25-32.

[57] Simmons AD, Musy MM, Lopes CS, Hwang LY, Yang YP, Lovett M: A direct interaction between EXT proteins and glycosyltransferases is defective in hereditary multiple exostoses. *Hum Mol Genet* 1999, 8:2155-2164.

[58] McCormick C, Duncan G, Goutsos KT, Tufaro F: The putative tumor suppressors EXT1 and EXT2 form a stable complex that accumulates in the golgi apparatus and catalyzes the synthesis of heparan sulfate. *Proc Natl Acad Sci USA* 2000, 97:668-673.

[59] Wuyts W, Van Hul W, Wauters J, et al. Positional cloning of a gene involved on hereditary multiple exostoses, *Hum Mol Genet* 1996;5:1547-57.

[60] Busse M, Feta A, Presto J, Wil'en M, Grønning M, Kjell'en L, Kusche-Gullberg M. Contribution of EXT1, EXT2, and EXTL3 to heparan sulfate chain elongation. J Biol Chem.2007; 282:32802-10.

[61] Jennes I, Pedrini E, Zuntini M, Mordenti M, Balkassmi S, Asteggiano CG, Casey B, Bakker B, Sangiorgi L, Wuyts W. Multiple osteochondromas: mutation update and description of the multiple osteochondromas mutation database (MOdb). Hum Mutat. 2009;30:1620-7.

[62] Francannet C, Cohen-Tanugi A, le Merrer M, et al. Genotype–phenotype correlation in hereditary multiple exostoses. J Med Genet. 2001;38:430–34.

[63] Yamada S, Busse M, Ueno M, Kelly OG, Skarnes WC, Sugahara K, Kusche-Gullberg M. Embryonic fibroblasts with a gene trap mutation in Ext1 produce short heparan sulfate chains. J Biol Chem. 2004; 279:32134-41.

[64] Wei G, Bai X, Gabb MM, Bame KJ, Koshy TI, Spear PG, Esko JD. Location of the glucuronosyltransferase domain in the heparan sulfate copolymerase EXT1 by analysis of Chinese hamster ovary cell mutants. J Biol Chem. 2000;275:27733-40.

[65] Alvarez C, Tredwell S, De Vera M, Hayden M. The genotype-phenotype correlation of hereditary multiple exostoses. Clin Genet. 2006;70:122-30.

[66] Carroll KL, Yandow SM, Ward K, et al. Clinical correlation to genetic variations of hereditary multiple exostosis. J Pediatr Orthop. 1999;19:785–91.

[67] Porter DE, Lonie L, Fraser M, Dobson-Stone C, Porter JR, Monaco AP, Simpson AH. Severity of disease and risk of malignant change in hereditary multiple exostoses. A genotype-phenotype study. J Bone Joint Surg Br. 2004 Sep;86(7):1041-6.

[68] Jennes I, Entius MM, Van Hul E, Parra A, Sangiorgi L, Wuyts W. Mutation screening of EXT1 and EXT2 by denaturing high-performance liquid chromatography, direct sequencing analysis, fluorescence in situ hybridization, and a new multiplex ligation-dependent probe amplification probe set in patients with multiple osteochondromas. J Mol Diagn. 2008 Jan;10(1):85-92.

[69] *Gerhard Meisenberg; William H. Simmons (2006). Principles of medical biochemistry.* Elsevier *Health Sciences. pp. 243–.* ISBN 978-0-323-02942-1.

[70] *Hans-Joachim Gabius; Sigrun Gabius (February 2002). Glycosciences: Status and Perspectives. John Wiley and Sons. pp. 209–.* ISBN 978-3-527-30888-0.

[71] Zak BM, Schuksz M, Koyama E, Mundy C, Wells DE, Yamaguchi Y, Pacifici M, Esko JD. Compound heterozygous loss of Ext1 and Ext2 is sufficient for formation of multiple exostoses in mouse ribs and long bones. Bone. 2011 May 1;48(5):979-87.

[72] Pedrini E, Jennes I, Tremosini M, Milanesi A, Mordenti M, Parra A, Sgariglia F, Zuntini M, Campanacci L, Fabbri N, Pignotti E, Wuyts W, Sangiorgi L. Genotype-phenotype correlation study in 529 patients with multiple hereditary exostoses: identification of "protective" and "risk" factors. J Bone Joint Surg Am. 2011 Dec 21;93(24):2294-302.

[73] Dobson-Stone C, Cox R, Lonie L, et al.Comparison of fluorescent single-strand conformation polymorphism analysis and denaturing high-performance liquid chromatography for detection of EXT1 and EXT2 mutations in hereditary multiple exostoses. *Eur J Hum Genet* 2000;8:24-32.

[74] Knudson AG Jr: Mutation and cancer: statistical study of retinoblastoma. Proc Natl Acad Sci USA 1971, 68:820–823

[75] Bovée JVMG, et al. (1999) EXT-mutation analysis and loss of heterozygosity in sporadic and hereditary ostéochondromes and secondary chondrosarcomas. Am J Hum Genet 65:689–698.

[76]   Hameetman L, et al. (2007) The role of EXT1 in nonhereditary osteochondroma: Identification of homozygous deletions. J Natl Cancer Inst 99:396–406.

[77]   Jones KB, et al. (2009) A mouse model of osteochondromagenesis from clonal inactivation of Ext1 in chondrocytes. Proc Natl Acad Sci USA 107:2054–2059.

[78]   HECHT JT, HOGUED, STRONG LC, HANSEN MF, BLANTON SH & WAGNER M - Hereditary multiple exostosis and chondrosarcoma: linkage to chromosome 11 and loss of heterozygosity of EXT-linked markers on chromosome 11 and 8. *Am J Hum Genet,* 1995, 56, 1125-1131.

[79]   Hall CR, Cole WG, Haynes R, Hecht JT: Reevaluation of a genetic model for the development of exostosis in hereditary multiple exostosis. Am J Med Genet 2002, 112:1–5

[80]   Jones KB, Piombo V, Searby C, Kurriger G, Yang B, Grabellus F, Roughley PJ, Morcuende JA, Buckwalter JA, Capecchi MR, Vortkamp A, Sheffield VC. A mouse model of osteochondromagenesis from clonal inactivation of Ext1 in chondrocytes. Proc Natl Acad Sci U S A. 2010 Feb 2;107(5):2054-9.

[81]   Matsumoto K, Irie F, Mackem S, Yamaguchi Y. A mouse model of chondrocyte- specific somatic mutation reveals a role for Ext1 loss of heterozygosity in multiple hereditary exostoses. Proc Natl Acad Sci U S A. 2010; 107:10932–7.

[82]   Reijnders CM, Waaijer CJ, Hamilton A, Buddingh EP, Dijkstra SP, Ham J, Bakker E, Szuhai K, Karperien M, Hogendoorn PC. No haploinsufficiency but loss of heterozygosity for EXT in multiple osteochondromas. Am J Pathol. 2010 Oct;177(4):1946-57.

[83]   Riminucci M, Saggio I, Robey PG, Bianco P (2006) Fibrous dysplasia as a stem cell disease. J Bone Miner Res 21 (Suppl 2):125–131.

[84]   Yamaguchi T, Toguchida J, Wadayama B, Kanoe H, Nakayama T, Ishizaki K, Ikenaga M, Kotoura Y, Sasaki MS. Loss of heterozygosity and tumor suppressor gene mutations in chondrosarcomas. Anticancer Res. 1996;16:2009-15.

[85]   Röpke M, Boltze C, Meyer B, Neumann HW, Roessner A, Schneider-Stock R. Rb- loss is associated with high malignancy in chondrosarcoma. Oncol Rep. 2006;15:89- 95.

[86]   Bovée JV. EXTra hit for mouse osteochondroma. Proc Natl Acad Sci U S A. 2010 Feb 2;107(5):1813-4.

[87]   Hameetman L, Bovée JV, Taminiau AH, Kroon HM, Hogendoorn PC. Multiple osteochondromas: clinicopathological and genetic spectrum and suggestions for clinical management. Hered Cancer Clin Pract. 2004 Nov 15;2(4):161-73.

[88]   Clement ND, Duckworth AD, Baker AD, Porter DE. Skeletal growth patterns in hereditary multiple exostoses: a natural history. J Pediatr Orthop B. 2012 Mar;21(2):150-4.

[89]   Österholm C, Lu N, Lidén Å, Karlsen TV, Gullberg D, Reed RK. Fibroblast EXT1-levels influence tumor cell proliferation and migration in composite spheroids. PLoS One. 2012;7(7):e41334.

[90]   ROUSSEY Catherine. Méthode d'indexation multilingue fondée sur la sémantique : rapport de stage de DEA . DEA Informatique. Lyon : INSA de Lyon, 1997, 32 p.

[91]   ALVAREZ Christine. Gentype-phenotype correlations in Heridatry Multiple Exostoses in British Columbia: thesis submitted for the degree of master in science in the department of graduate studies. The University of British Columbia- Canada, 2003, 263p.

[92]   Hennekam RCM. Hereditary multiple exostoses. *J Med Genet* 28: 262–6, 1991.

[93]   Stocks, P., Barrington, A., 1925. Hereditary Disorders of Bone Development: the Treasury of Human Inheritance, vol. III. Cambridge University Press, Cambridge.

[94]   Solomon L. Hereditary multiple exostosis. *Am J Hum Genet* 16:35–363, 1964.

[95]   Wicklund CL, Pauli RM, Johnston D, Hecht JT. Natural history study of hereditary multiple exostoses. *Am J Med Genet* 55:43–6, 1995.

[96]   Mirra, J. M.; Picci, P.; and Gold, R. H.: Benign cartilaginous exostoses -osteochondroma and osteochondromatosis. In Bone Tumors: Clinical, Radiologic, and Pathologic Correlations, pp. 1626-1751. Philadelphia. Lea and Febiger. 1989.

[97]   Conrad, E. U.: Data from the Bone Tumor Clinic. Childrens Hospital and Medical Center, Seattle, Washington, June 1993. Unpublished data.

[98]   Schmale GA, Conrad EU III, Raskind WH. The natural history of hereditary multiple exostoses. *J Bone Joint Surg* 76-A:986–92, 1994.

[99]   TANIGUCHI K - A pratical classification system for multiple cartilaginous exostosis in children. *J Pediatr Orthop,* 1995, 15, 5 8 5 - 5 9 1 .

[100]   Stieber J, and Dormans J. Manifestations of multiple exostoses. *JAAOS.* 2005;13:110-120.

[101]   Zak BM, Crawford BE, Esko JD (2002). "Hereditary multiple exostoses and heparan sulfate polymerization". *Biochimica Biophysica et Acta* 1573 (3): 346–55.

[102] Zhu HY, Hu YL, Yang Y, Wu X, Zhu RF, Zhu XY, Duan HL, Zhang Y, Zhou JY. Mutation analysis and prenatal diagnosis of EXT1 gene mutations in Chinese patients with multiple osteochondromas. Chin Med J (Engl). 2011 Oct;124(19):3054-7.

[103] Kenneth A. Krackow, M.D. Homer stryker center 2008 duke university medical school north Carolina . http://www.ubortho.buffalo.edu/axialdeformity.pdf

[104] Black B, Dooley J, Pyper A, Reed M. Multiple hereditary exostoses: an epidemiologic study of an isolated community in Manitoba. *Clin Orthop* 1993;287:212-7.

[105] Krooth RS, Macklin MT, Hilbish TF. Diaphyseal aclasis (multiple exostosis) on Guam.*Am J Hum Genet* 13:340–7, 1961.

[106] Nawata K, Teshima R, Minamizaki T, Yamamoto K. Knee deformities in multiple hereditary exostoses: A longitudinal radiographic study. *Clin Orthop* 313:194–9, 1995.

[107] Sugiura Y, Sugiura I, Iwata H. Hereditary multiple exostosis: diaphyseal aclasis. *Jinrui Idengaku Zasshi* 21:149–67, 1976.

[108] Voutsinas S, Wynne-Davies R. The infrequency of malignant disease in diaphyseal aclasis and neurofibromatosis. *J Med Genet* 2:345–9, 1983.

[109] GAMMAS Saoussen, épidémiologie des tumeurs osseuses primitives, à propos de 500 cas. Thèse doctorat en médecine, faculté de médecine de Sousse (2010) 167p.

[110] DAHLIN bone tumors ed 3 springfield III (1978) chales c.thomas pub.,p.17-27]

[111] Gouin F., Venet G. Moreau A. Exostoses solitaires, maladie exostosante et autres exostoses. Encycl Med Chir, appareil locomoteur , 14-724, 2001.]

[112] Maroteaux P. Lamy M. la maladie exostosante. Sem.Hôp. Paris 1960, 36, 172-181.

[113] Jaffe H. Hereditary multiple exostosis. *Arch Pathol Lab Med* 36:335, 1943.

[114] Canella P, Gardini F, Boriani S. Exostosis: development, evolution and relationship to malignant degeration. *Italian J Orthop Traumatol* 7:293–8, 1981.

[115] Pierz KA, Stieber JR, Kusumi K, Dormans JP. Hereditary multiple exostoses: One center's experience and review of etiology. Clin Orthop. 2002:49–59.

[116] Faiyaz-Ul-Haque M, Ahmad W, Zaidi SHE, et al. Novel mutations in the EXT1 in two consanguineous families affected with multiple hereditary exostoses (familial osteochondromatosis). Cl Genet. 2004;66:144–51.

[117] Noonan KJ, Levenda A, Snead J, Feinberg JR. Evaluation of the forearm in untreated adult subjects with multiple hereditary osteochondromatosis. J Bone Joint Surg Am. 2002;84:397-403.

[118] Peterson HA. Multiple hereditary osteochondromata. Clin Orthop Relat Res. 1989;239:222-30.

[119] Porter DE, Emerton ME. Clinical and radiographic analysis of osteochondromas and growth disturbance in hereditary multiple exostoses. J Pediatr Orthop. 2000;20:246–50.

[120] Skinner R, Beall DP, Webb HR, et al. Calcaneal osteochondroma. Okla State Med Assoc. 2007;100:120–4.

[121] Vanhoenacker FM, Van Hul W, Wuyts W, et al. Hereditary multiple exostoses: from genetics to clinical syndrome and complications. Eur J Radiol. 2001;40:208–17.

[122] KCHAOU Hatem, la maladie exostosante : à propos de 15 cas. Thèse de doctorat en médecine. Faculté de médecine de Tunis(2002).129p. N°T227/2002

[123] Murphy, E. M. & McKenzie, C. Multiple osteochondromas in the archaeological record: a global review : Journal of Archaeological Science.2010; . 37, 9, p. 2255-2264.

[124] Darilek S, Wicklund C, Novy D, Scott A, Gambello M, Johnston D, Hecht J. Hereditary multiple exostosis and pain. J Pediatr Orthop.2005 May-Jun;25(3):369-76.

[125] Goud AL, de Lange J, Scholtes VA, Bulstra SK, Ham SJ. Pain, physical and social functioning, and quality of life in individuals with multiple hereditary exostoses in The Netherlands: a national cohort study. J Bone Joint Surg Am. 2012 Jun 6;94(11):1013-20.

[126] Kchir MM, Mazigh R, Chérif O, Charrad R, Mezhoud N, Hila A, Charrad A. [Unusual osteo-chondrodysplasia: hereditary deforming exostoses. A propos of a family]. Tunis Med. 1987 Apr;65(4):255-60.

[127] Stanton RP, Hansen MO. Function of the upper extremities in hereditary multiple exostoses. J Bone Joint Surg Am. 1996;78:568-73.

[128] Mnif H, Zrig M, Koubaa M, Zammel N, Abid A. An unusual complication of pubic exostosis. Orthop Traumatol Surg Res. 2009 Apr;95(2):151-3.

[129] Legeai-Mallet L,Munnich A, Maroteaux P, LeMerrer M. Incomplete penetrance and expressivity skewing in hereditary multiple exostoses. Clin Genet. 1997;52:12-6.

[130] Khan AN, Al-Salman MJ, MacDonald S. Osteochondroma and osteochondromatosis. Published online in 2009 at emedicine.medscape.com, site web consulté le 13 juin 2013.

[131]   Chhina H, Davis JC, Alvarez CM. Health-related quality of life in people with hereditary multiple exostoses. J Pediatr Orthop. 2012 Mar;32(2):210-4.

[132]   Bensahel H. exostoses et maladie exostosante. Pédiatrie 1993; 29(141) :253-4.

[133]   Ganzhorn RW, Bahri G. Osteochondroma of the distal phalanx. J Hand Surg. 1981;6:625–6.

[134]   MATHLOUTHI Nabil, la maladie exostosante dans la region de Monastir. A propos de cinq familles. Thèse de doctorat en médecine. Faculté de médecine de Tunis. (2003).81p. thèse numéro : M1089/2003

[135]   Shapiro F, Simon S. Hereditary multiple exostoses.J Bone Joint Surg 61-A:815–24, 1979.

[136]   Solomon, L. Bone growth in diphysial aclasis. J Bone Joint Surg 43-B:700–16, 1961.

[137]   PORTER DE, SIMPSON AH. The neoplastic pathogenesis of solitary and multiple osteochondromas. J Pathol, 1999, 188, 119-125.

[138]   Jones KB, Datar M, Ravichandran S, Jin H, Jurrus E, Whitaker R, Capecchi MR. Toward an understanding of the short bone phenotype associated with multiple   osteochondromas.
J Orthop Res. 2013 Apr;31(4):651-7.

[139]   Moore JR, Curtis RM, Wilgis EFS. Osteocartilaginous lesions of the digits in   children:
an experience with 10 cases. J Hand Surg. 1983;8:309–15.

[140]   FERRIERE sébastien, la maladie exostosante et ses conséquences sur les membres inférieurs : à propos d'une série de 41 patients. Thèse en médecine. Faculté des sciences médicales Purpan de Toulouse. (2008) 74p.

[141]   Cours "les tumeurs cartilagineuses" site internet www.lerat-orthopedie.com consulté le 05/03/2014.

[142]   Herman TE, McAlister WH, Rosenthal D, Dehner LP. Case report 691. Radiation-induced osteochondromas (RIO) arising from the neural arch and producing compression of the spinal cord. Skeletal Radiol. 1991;20(6):472-6.

[143]   King EA, Hanauer DA, Choi SW, Jong N, Hamstra DA, Li Y, Farley FA, Caird MS.Osteochondromas After Radiation for Pediatric Malignancies: A Role for Expanded Counseling for Skeletal Side Effects. J Pediatr Orthop. 2013 Aug 20.

[144]   Grunebaum E, Daneman A, Murguia-Favela L, Manson D, Kim VH, Roifman CM, Grunebaum M. Multiple osteochondromas following irradiation-containing   conditioning in severe combined immunodeficiency. Br J Haematol. 2013 May; 161(3):446-8.

[145]   Mahboubi S, Dormans JP, D'Angio G. Malignant degeneration of radiation-induced osteochondroma. Skeletal Radiol. 1997 Mar;26(3):195-8.

[146]   Nagata S, Shen RK, Laack NN, Inwards CY, Wenger DE, Amrami KK. Chondrosarcoma   arising within a radiation-induced osteochondroma several years   following childhood total body irradiation: case report. Skeletal Radiol. 2013 Aug;   42(8):1173-7.

[147]   PAZZAGLIA UE, PEDROTTI L, BELUFFI G, MONAFO V & SAVA S TA S - Radiographic findings in hereditary mutilple exostoses and a new theory of the pathogenesis of exostoses. Pediatr Radiol, 1990, 20, 594-597.

[148]   J. FLOYD CANNON, Hereditary Multiple Exostoses.Salt Lake Clinic, Salt Lake City, Utah 1954

[149]   Roach JW, Klatt JW, Faulkner ND. Involvement of the spine in patients with multiple hereditary exostoses. J Bone Joint Surg Am 2009;91:1942-8.

[150]   HAM SJ, Multiple Hereditary Exostoses. Clinical problems and therapeutic options. ORTHOPAEDICS AND TRAUMA 27:2 . Elsevier (2013)

[151]   Bess RS, Robbin MR, Bohlman HH, Thompson GH. Spinal exostoses: analysis of twelve cases and review of the literature. Spine. 2005;30:774-80.

[152]   Sharma MC, Arora R, Deol PS, Mahapatra AK, Mehta VS. Osteochondroma of the spine: an enigmatic tumor of the spinal cord. A series of 10 cases. J Neurosurg Sci. 2002;46:66-70.

[153]   Yukawa Y, Kato F, Sugiura H. Solitary osteochondroma of the lower cervical spine. Orthopedics. 2001;24:292-3.

[154]   Moon KS, Lee JK, Kim YS, Kwak HJ, Joo SP, Kim IY. Osteochondroma of the cervical spine extending multiple segments with cord compression.PediatrNeurosurg.006;42:304-7.

[155]   El-Fiky TA, Chow W, Li YH, To M. Hereditary multiple exostoses of the hip. J Orthop Surg (Hong Kong). 2009 Aug;17(2):161-5.

[156]   Bonnomet F, Clavert P, Abidine FZ, Gicquel P, Clavert JM, Kempf JF. Hip arthroscopy in hereditary multiple exostoses: a new perspective of treatment. Arthroscopy 2001;17:E40.

[157]   Ettl V, Siebenlist S, Rolf O, Kirschner S, Raab P. Intra-acetabular localisation of an osteochondroma causing subluxation of the hip Joint [in German]. Z Orthop Ihre Grenzgeb 2006;144:87–90.

[158]   Craig EV. Subacromial impingement syndrome in hereditary multiple exostoses. Clin Orthop Relat Res. 1986 Aug;(209):182-4.

[159]   Fogel GR, McElfresh EC, Peterson HA, Wicklund PT. Managemeent of deformities of the forearm in multiple hereditary osteochondromas. *J Bone Joint Surg* 66-A:670–80, 1984.

[160]   Wood VE, Molitor C, Mudge MK. Hand involvement in multiple hereditary exostosis. Hand Clin. 1990;6(4):685–92.

[161]   Solomon L. Hereditary multiple exostoses. J Bone Joint Surg [Br].1963;45:292–304.

[162]   Murase T, Moritomo H, Tada K, Yoshida T. Pseudomallet finger associated with exostosis of the phalanx: a report of 2 cases. J Hand Surg Am. 2002 Sep;27(5):817-20.

[163]   Cates HE, Burgess RC. Incidence of brachydactyly and hand exostsosis in hereditary mutiple exostosis. *J Hand Surg* 16A:127–32, 1991.

[164]   Keith A. Studies on the anatomical changes which accompany certain growth- disorders of the human body. J Anat. 1920;54:101.

[165]   Jahss MH, Olives R. The foot and ankle in multiple hereditary exostoses. Foot Ankle. 1980 Nov;1(3):128-42.

[166]   Stauss J. ; Chatard C. ; Maillefert J. F. ; Perre T. ; Tavernier C.Exostoses et maladie exostosante: à propos d'une série de 22 observations.   Rhumatologie1994, vol. 46, n°10, pp. 269-274 (24)

[167]   BURGESS RC & CATES H - Deformities of the forearm in patients who have   multiple cartilaginous exostosis. *J Bone Joint Surg Am*, 1993, 75, 13-18.

[168]   Gottschalk HP, Kanauchi Y, Bednar MS, Light TR. Effect of ostéochondrome location   on forearm deformity in patients with multiple hereditary osteochondromatosis. J Hand Surg Am. 2012 Nov;37(11):2286-93.

[169]   Ogden JA. Multiple hereditary osteochondromata. Report of an early case. Clin Orthop   Relat Res. 1976;116:48-60.

[170]   Ishikawa J, Kato H, Fujioka F, Iwasaki N, Suenaga N, Minami A. Tumor location affects the results of simple excision for multiple osteochondromas in the forearm. J Bone Joint Surg Am. 2007 Jun;89(6):1238-47.

[171]   Dias LS. Valgus deformity of the ankle joint: pathogenesis of fibular shortening. J Pediatr Orthop. 1985 Mar-Apr;5(2):176-80.

[172]   Mehlman CT, Araghi A, Roy DR. Hyphenated history: the Hueter-Volkmann law. Am J Orthop (Belle Mead NJ). 1997 Nov;26(11):798-800.

[173]   Takai S, Yoshino N. Unusual proximal tibiofibular synostosis. Int Orthop. 1999; 23(6):363-5.

[174]   Evans EL. Case of Multiple cartilaginous Exostoses associated with Congenital Dislocation   of Hip. Proc R Soc Med. 1921;14(Surg Sect):166.

[175]   Porter DE, Benson MK, Hosney GA. The hip in hereditary multiple exostoses. J Bone Joint Surg Br. 2001 Sep;83(7):988-95.

[176]   Scarborough MT, Moreau G. Benign cartilage tumours. *Orthop Clin North Am*   1996;27:583-9.

[177]   Clement ND, Porter DE. Can deformity of the knee and longitudinal growth of the leg be predicted in patients with hereditary multiple exostoses? A cross-sectional study. Knee. 2012 Nov 21.

[178]   COUTOULY X.cours les 9 questions face à une suspicion radiologique d'exostose ,coutouly hopital clocheville CHU de Tours : http://congres.jfradio.cyim.com/ consulté   le 08/07/2013.

[179]   Sánchez-Rodríguez V, Medina-Romero F, Gómez Rodríguez-Bethencourt MÁ, González   Díaz MA. Value of the bone scintigraphy in multiple osteochrondromatosis with sarcomatous degeneration. Rev Esp Med Nucl Imagen Mol. 2012 Sep;31(5):270-4.

[180]   Lange RH, Lange TA, Rao BK. Correlative radiographic, scintigraphic, and histological evaluation of exostoses. J Bone Joint Surg Am. 1984 Dec;66(9):1454-9.

[181]   Restrepo, J.M. and V.J. Caride, *Tc-99m MDP imaging in hereditary multiple exostoses.* Clin Nucl Med, 2003. 28: p. 589-90.

[182]   Abello R, Lome˜na F, García A, Herranz R, Fernández J, Plaza V, et al. Unusual metastatic chondrosarcoma detected with bone scintigraphy. Eur J Nucl Med. 1986;12:306–8.

[183]   Kobayashi, H., et al., *3D-spiral CT of multiple exostoses.* Comput Med Imaging Graph, 1995. 19: p. 419-22.

[184]   Shah,Z.K,*Sarcomatous transformation in diaphyseal aclasis.*Australas Radiol,2007.51:p.110-9.

[185]   Spjut HJ, Dorfman HD, Fechner RE, Ackerman LV. Tumors of bone and cartilage. In: Atlas of tumor pathology, fascicle 5. Washington, D.C., Armed Forces Institute of Pathology, 1971.

[186]   L. Bone tumors, 4th ed. St. Louis, CV Mosby, 1972.

[187]   Campanacci M, Guernelli N, Leonessa C, Boni A. Chondrosarcoma: a study of 133 cases, 80 with long-term follow-up. *Ira1 J Orrhop Traumatol* 1975; 1:387-414.

[188]   Bernard SA, Murphey MD, Flemming DJ, Kransdorf MJ. Improved differentiation of benign osteochondromas from secondary chondrosarcomas with standardized measurement of cartilage cap at CT and MR imaging. Radiology. 2010 Jun; 255(3):857-65.

[189]   Milgram JW. The origins of osteochondromas and enchondromas. A histopathologic study. Clin Orthop Relat Res. 1983 Apr;(174):264-84.

[190]   Shin, H.T. and M.W. Chang, *Trichorhinophalangeal syndrome, type II (Langer-Giedion syndrome).* Dermatol Online J, 2001. 7: p. 8.

[191]   Ligon AH, Potocki L, Shaffer LG, Stickens G, Evans GA. Gene for multiple exostoses (EXT2) maps to 11(p11.2–12) and is deleted in patients with a contiguous gene deletion. *Am J Med Genet* 75:538–40,1998.

[192]   Wuyts W, Di Gennaro G, Bianco F, Wauters J, Morocutti C, Pierelli F, Bossuyt P, Van Hul W, Casali C. Molecular and clinical examination of an Italian DEFECT 11 family. *Eur J Hum Genet* 7:579–84, 1999.

[193]   Mertens F, Unni KK: Enchondromatosis: Ollier disease and Maffucci syndrome. In *World Health Organization Classification of Tumours. Pathology and genetics of tumours of soft tissue and bone* Edited by: Fletcher CDM, Unni KK and Mertens F. Lyon, IARC Press; 2002:356-357.

[194]   Pannier S, and Legeai-Mallet L. Hereditary multiple exostoses and   enchondromatosis. *Best Pract Res Clin Rheumatol.* 2008;22(1):45-54.

[195]   Ippolito E, Tudisco C: Dysplasia epiphysealis hemimelica. Clinical, histological and histochemical features. *Ital J Orthop Traumatol* 1983, 9:101-107.

[196]   Kuo RS, Bellemore MC, Monsell FP, Frawley K, Kozlowski K: Dysplasia epiphysealis hemimelica: clinical features and management. *J Pediatr Orthop* 1998, 18:543-548.

[197]   Bassett GS, Cowell HR: Metachondromatosis. Report of four cases. *J Bone Joint Surg Am* 1985, 67:811-814.

[198]   Herman TE, Chines A, McAlister WH, Gottesman GS, Eddy MC, Whyte MP: Metachondromatosis: report of a family with facial features mildly resembling trichorhinophalangeal syndrome. *Pediatr Radiol* 1997, 27:436-441.

[199]   Malghem, J., et al., *Benign osteochondromas and exostotic chondrosarcomas: evaluation of cartilage cap thickness by ultrasound.* Skeletal Radiol, 1992. 21:p.33-7.

[200]   Castriota-Scanderbeg, A., et al., *Spontaneous regression of exostoses: two case reports.* Pediatr Radiol, 1995. 25: p. 544-8.

[201]   Mahmoodi SM, Bahirwani RK, Moosa NK, Eydou AZ, AbdullGaffar B. Spontaneous osteochondroma resolution in a young female: imaging and histopathological findings. Med Princ Pract. 2010;19(3):228-31.

[202]   Garrison R.C., Unni K.K., McLeod R.A., Prichard D.J., Dahlin D.C. Chondrosarcoma arising in osteochondtroma. Cancer 1982; 49:1890-7.

[203]   Tachdjian ME: *Pediatric orthopedics.* Vol. 2. Philadelphia: W.B. Saunders Company; 1990. p 1172–90.

[204]   Felix NA, Mazur JM, Loveless EA. Acetabular dysplasia associated with hereditary multiple exostoses. A case report. J Bone Joint Surg Br 2000;82:555–7.

[205]   Bamba J., Sie-Essoh, D.Aka Kacou. Maladie des exostoses multiples : à propos d'un cas découvert à l'occasion d'un traumatisme. Bull Soc Pathol Exot, 2002, 95, 2,   83-85.

[206]   Vasseur MA, Fabre O.Vascular comoplications of osteochondromas.*J Vasc Surg* 31:532–8, 2000.

[207]   PAUL M. Aneurysm of the popliteal artery from perforation by a cancellous exostosis of the femur. J Bone Joint Surg Br. 1953 May;35-B(2):270-1.

[208]   Otsuka T., Yonezawa M.,Kamiyama F. ,Matusita Y. Popliteal pseudoaneurysm simulating soft-tissue sarcoma: complication of ostéochondrome resection. Int J Clini Oncol 2001; 6:105-8.

[209]   Smits A.B., vd Pavoordt H.D., Moll F.L. Unusual arterial complications caused by an osteochondroma of the femur or tibia in yong patients.Ann VascSurg 1998;12:370-2.

[210]   Taneda Y., Nakamura K., Yano M., Naghama A.H,, Nakamoura E., Niina K. Popliteal artery pseudoaneurysm caused by osteochondroma. Ann Vasc Surg 2004; 18:121-3.

[211]   Wong K.T., Chu W.C., Griffith J.F., Chan Y.L., Kumta S.M., Leung P.C. Pseudoaneurysm complicating ostéochondromas. Clin Orthop 2002; 404:339-42.

[212]   N. Chaouch, F. Alimi, C. Kortas, F. Limayem, A. Braham, Sinan Mlika, S. Jerbi, K. Ennabli. *Bilateral poplitees vascular complications of one multiple hereditary exostosis.* Annales de Cardiologie et d'Angéiologie 60 (2011) 109–112

[213]   Nevelsteen A., Pype P., Broos P., Suy R. Brachial artery rupture due to an exostosis: brief report. J Bone Joint Surg 1988; 70B:672

[214]   Kieffer E., Maraval M., Trico J.F., Natali J. Anévrysme artériel compliquant une exostose ostéogénique de l'extrémité supérieure du tibia. Rev Chir Orthop 1978; 64:155-62.

[215]   Greenway G., Resnick D., Bookstein J.J. Popliteal pseudoaneurysm as a complication of an adjacent osteochondroma : angiographic diagnosis. Am J Radiol   1979; 132:294-6.

[216]   Tomeno. Tumeurs cartilagineuses bénignes. Cahiers de conférence   d'enseignement   de   la SOFCOT 2000; 73:41-60.

[217]   Bouabdellah M., Mestiri M., Rajhi H, Hakim M., Khalfat T. False aneurysm of the femoral artery due to an exostosis. Tunisie Orthopédique Année 2009, Vol 2, N° 1. pp 83- 85.

[218]   Choi JY, Hong SH, Kim HS, Chang CB, Lee YJ, Kang HS. Resorption of osteochondroma by accompanying pseudoaneurysm. AJR Am J Roentgenol. 2005 Aug;185(2):394-6.

[219]   Vanhegan IS, Shehzad KN, Bhatti TS, Waters TS. Acute popliteal pseudoaneurysm rupture secondary to distal femoral osteochondroma in a patient with hereditary multiple exostoses. Ann R Coll Surg Engl. 2012 Apr;94(3):e134-6.

[220]   Cassie G.F., Dawson A.S., Sheville E. False aneurysm of the femoral artery from cancellous exostosis of femur. J Bone Joint Surg 1975, 57B:379.

[221]   Asselineau A., Cobret P., Lahoud J.C. Faux anévrysme de l'artere fémorale compliquant une exostose. Rev Chir Orthop 1993; 79 :411-4.

[222]   Toumi S, Ghnaya H, Essid A, Braham A, Jerbi S, Mrad-Daly K, Laouani-Kechrid C. [Hereditary multiple exostosis revealed by deep vein and arterial popliteal thrombosis].   Rev   Med   Interne. 2010 Apr; 31(4):e7-10.

[223]   Uchida K, Kurihara Y, Sekiguchi S, Doi Y, Matsuda K, Miyanaga M, Ikeda Y :Spontaneous hemothorax caused by costal exostosis.*Eur Respir J.*1997 ;10 : 735-6.

[224]   Castells L, Comas P, Gonsalez A, Vargas V, Guardia J, Gifre L. Case report: haemothorax   in hereditary multiple exostosis. *British J Rad* 66:269–70, 1993.

[225]   Assefa D, Murphy RC, Bergman K, Atlas AB. Three faces of costal exostoses: case   series   and review of literature. Pediatr Emerg Care. 2011. Dec; 27(12):1188-91.

[226]   Dendale J, Amram S, Dermakar S, Guilaud R, Lesbros D. A rare complication of multiple exostoses: hemothorax. *Archives de Pediatrie* 2:548–50, 1995.

[227]   Simansky DA, Paley M, Werczberger A, Bar Ziv Y, Yellin A. Exostosis of rib causing laceration of the diaphragm:diagnosis and management. *Ann Thorac Surg* 1997 ;63: 856-7.

[228]   Hajjar WM, El-Medany YM, Essa MA, Rafay MA, Ashour MH, Al-Kattan KM : nusual presentation of rib exostosis. *Ann Thorac Surg* 2003 ; 75 : 575-7.

[229]   Codron F, Vangrunderbeeck N, Florea O, Duvet S, Lamblin C. [Hereditary multiple exostosis complicated by spontaneous haemothorax]. Rev Mal Respir. 2008   Jan;25(1):87-90. French.

[230]   Cowles RA, Rowe DH, Arkovitz MS. Hereditary multiple exostoses of the ribs: an unusual cause of hemothorax and pericardial effusion.*J Pediatr Surg* 2005 ; 40 : 1197-200.

[231]   Pham-Duc ML, Reix P, Mure PY, et al. Hemothorax: an unsual complication of   costal exostosis. J Pediatr Surg 2005;40: E55–7.

[232]   Oudyi M, David M, Blondel B, Bosdure E, Gorincour G, Launay F, Dubus JC. [Hemothorax and hereditary multiple exostosis in a 9-year-old boy]. Arch Pediatr. 2011 Feb;18(2):170-5.

[233]   Bini A, Grazia M, Stella F, et al. Acute massive haemopneumothorax due to solitary costal exostosis. Interact Cardiovasc Thorac Surg 2003;2:614–5.

[234]   Tomos P, Lachanas E, Pavlopoulos D, Michail OP, Kafetzis DA. An unexpected cause of bilateral hemothorax. Respiration. 2010;79(2):152.

[235]   Imai K, Suga Y, Nagatsuka Y, Usuda J, Ohira T, Kato H, Ikeda N. Pneumothorax Caused by Costal Exostosis. Ann Thorac Cardiovasc Surg. 2012 Dec 26.

[236]   Hattori H, Asagai Y, Yamamoto K. Sudden onset of saphenous neuropathy associated with hereditary multiple exostoses. J Orthop Sci. 2006;11:405-8.

[237]   Tang WM, Luk KD, Leong JC. Costal osteochondroma. A rare cause of spinal cord compression. Spine (Phila Pa 1976) 1998;23:1900-3.

[238]   Mannoji C, Yamazaki M, Kamegaya M, Saisu T. Paraparesis caused by rib exostosis in a child with Down syndrome: a case report. Spine (Phila Pa 1976) 2008;33:E911-3.

[239]   Aniba K, Aldea S, Gaillard S. [Cervical cord compression by hereditary multiple exostoses: case report and review of literature]. Neurochirurgie. 2011 Apr;57(2):85-7.

[240]   Aldea S, Bonneville F, Poirier J, Chiras J, George B, Carpentier A. Acute spinal cord compression in hereditary multiple exostoses. Acta Neurochir (Wien). 2006;148:195-8.

[241]   Moriwaka F, Hozen H, Nakane K, Sasaki H, Tashiro K, Abe H. Myelopathy due to osteochondroma: MR and CT studies. J Comput Assist Tomogr. 1990;14: 128-30.

[242] Quirini GE, Meyer JR, Herman M, Russell EJ. Osteochondroma of the thoracic spine: an unusual cause of spinal cord compression. *Am J Neuroradiology* 17:961–4, 1996.

[243] Wen DY, Bergman TA, Haines SJ. Acute cervical myelopathy from hereditary multiple exostoses: case report. Neurosurgery. 1989;25:472-5.

[244] Faik A, Mahfoud Filali S, Lazrak N, El Hassani S, Hajjaj-Hassouni N. Spinal cord compression due to vertebral osteochondroma: report of two cases. Joint Bone Spine. 2005 Mar;72(2):177-9.

[245] Burki V, So A, Aubry-Rozier B. Cervical myelopathy in hereditary multiple exostoses. Joint Bone Spine. 2011 Jul;78(4):412-4.

[246] McCarthy EF, Frassica FJ. Pathology of bone and joint disorders with clinical and radiographic correlation. Philadelphia: W.B. Saunders; 1998.

[247] Brastianos P, Pradilla G, McCarthy E, Gokaslan ZL. Solitary thoracic osteochondroma: case report and review of the literature. Neurosurgery. 2005;56: E1379.

[248] Hamann G, Zankl M, Schimrigk K, Kloss R. Spastic disorder in patients with hereditary multiple exostoses, but without spinal cord compression: a new syndrome? J Med Genet. 1992 Jul;29(7):494-6.

[249] Leone NC, Shupe JL, Gardner EJ, Millar EA, Olson AE, Phillips EC. Hereditary multiple xostosis: A comparative human-equineepidemiologic study. *J Hered* 78:171–7, 1987.

[250] Sjøvold, T., Swedborg, I., Diener, L., 1974. A pregnant woman from the Middle Ages with exostosis multiplex. Ossa 1, 3e23.

[251] Barros FTE, Oliveira RP, Taricco MA, Gonzalez CH. Hereditary multiple exostoses and cervical ventral protuberance causing dysphagia: A case report. *Spine* 20:1640–2, 1995.

[252] Belhocine K, Baiod N, Oussalah A, Cazals-Hatem D, Sauvanet A, Castier Y, Guigui P, Dauzac C, Benayoun L, Pease S, Panis Y, Bellier C. [Digestive obstruction: an unusual complication of hereditary multiple exostoses]. Gastroenterol Clin Biol. 2008 Jun-Jul;32(6-7):601-5.

[253] Tang AT, Hulin SJ, Weeden DF. Surgical treatment for an unusual cause of localized bronchiectasis. Ann Thorac Surg. 2000 May;69(5):1586-7.

[254] Solomon L. Chondrosarcoma in hereditary multiple exostosis. S Afr Med J. 1974;48:671–6.

[255] Atlay M., Bayrakci K., Yildiz Y., Erekul S., Saglik Y. Secondary chondrosarcoma in cartilage bone tumors: report of 32 patients. J Orthop Sci 2007; 12:415-23.

[256] Osman W., Ben Maitigue M., Mtaoumi M., Ouni F., Ben Ayèche M.L. Secondary chondrosarcoma in a child with hereditary multiple osteochondromas. Tun Orthop 2009, Vol 2, N° 2. pp 195-199.

[257] Ahmed AR, Tan TS, Unni KK, Collins MS, Wenger DE, Sim FH. Secondary chondrosarcoma in osteochondroma: report of 107 patients. Clin Orthop Relat Res. 2003 Jun;(411):193-206.

[258] Schaison F, Anract P, Coste F, De Pinieux G, Forest M, Tomeno B. [Chondrosarcoma secondary to multiple cartilage diseases. Study of 29 clinical cases and review of the literature]. Rev Chir Orthop Reparatrice Appar Mot. 1999;85:834-45. French.

[259] Bengala M, Raiteri P, Silengo M, Caldarini C, Facchini R, Lala R, Cavaliere ML,De Brasi D, Pasini B, Zelante L, Guarnieri V, D'Agruma L. 20 novel point mutations and one large deletion in EXT1 and EXT2 genes: report of diagnostic screening in a large Italian cohort of patients affected by hereditary multiple exostosis. Gene. 2013 Feb 25;515(2):339-48.

[260] Bovée JV, Sakkers RJ, Geirnaerdt MJ, Taminiau AH, Hogendoorn PC. Intermediate grade osteosarcoma and chondrosarcoma arising in an osteochondroma. A case report of a patient with hereditary multiple exostoses. J Clin Pathol. 2002 Mar;55(3):226-9.

[261] KARBOWSKI A, ECKARDT A & ROMPE JD - Multiple cartilaginous exostoses. *Ortopade*,1995, 24, 37-43.

[262] Ali M, Firouz, Ali Z, Vahedi et al. The report of a rare case of multiple hereditary exostoses with vertebral and spinal cord compressions and a chondrosarcomatous differentiation. *Neurosurg. Q.* 2007; 17(1): 29-32.

[263] Donati D, El Ghoneimy A, Bertoni F: Surgical treatment and outcome of conventional pelvic chondrosarcoma. *Journal of Bone and Joint Surgery-British Volume* 2005, 87(11):1527-1530.

[264] Anantharamaiah H, Kalyani R, Kumar M L H, P V M. Secondary Chondrosarcoma of the Lumbosacral Region: Are any Bones Spared in the Multiple Hereditary Exostoses? J Clin Diagn Res. 2012 Dec;6(10):1778-80.

[265] Chadha M, Singh AP. Secondary chondrosarcoma of the cuboid bone in a patient with multiple exostoses. Can J Surg. 2008 Feb;51(1):E5-6.

[266] Ozaki T, Hillman A, Blasius S, Link T, Winkelmann W. Multicentric malignant transformation of multiple exotoses. *Skeletal Radiol* ;1998;27:233-6.

[267]   Gigante M, Matera MG, Seripa D, Izzo AM, Venanzi R, Giannotti A, Digilio MC, Gravina C, Lazzari M, Monteleone G, Monteleone M, Dallapiccola B, Fazio VM. Ext mutation analysis in Italian sporadic and hereditary osteochondromas. Int J Cancer. 2001;95:378-83.

[268]   Dahlin DC, Unni KK: *Bone Tumors: General Aspects and Data on 11,087 Cases.* 5th ed. Philadelphia: Lippincott-Raven; p 4, 11–23, 1996.

[269]   Paik NJ, Han TR, Lim SJ. Multiple peripheral nerve compressions related to malignantly transformed hereditary multiple exostoses. *Muscle Nerve* 23:1290–4, 2000.

[270]   Kivioja A, Ervasti H, Kinnunen J, Kaitila I, Wolf M, Böhling T. Chondrosarcoma in a family with multiple hereditary exostoses. J Bone Joint Surg Br. 2000 Mar;82(2):261-6.

[271]   Merchan, E.C., S. Sanchez-Herrera, and J.M. Gonzalez, *Secondary chondrosarcoma. Four cases and review of the literature.* Acta Orthop Belg, 1993. 59: p. 76-80.

[272]   Shin EK, Jones NF, Lawrence JF. Treatment of multiple hereditary steochondromas of the forearm in children: a study of surgical procedures. J Bone Joint Surg Br. 2006;88:255-60.

[273]   Peterson HA. Deformities and problems of the forearm in children with multiple hereditary osteochondromata. J Pediatr Orthop. 1994;14:92-100.

[274]   Akita S, Murase T, Yonenobu K, Shimada K, Masada K, Yoshikawa H: Long-term results of surgery for forearm deformities in patients with multiple cartilaginous exostoses. *J Bone Joint Surg Am* 2007, 89:1993-1999.

[275]   Masada K, Tsuyuguchi Y, Kawai H, Kawabata H, Noguchi K, Ono K. Operationsfor forearm deformity caused by multiple osteochondromas. J Bone Joint Surg Br. 1989;71:24-9.

[276]   Pritchett JW. Lengthening the ulna in patients with hereditary multiple exostoses. J Bone Joint Surg Br. 1986;68:561-5.

[277]   Matsubara H, Tsuchiya H, Sakurakichi K, Yamashiro T, Watanabe K, Tomita K: Correction and lengthening for deformities of the forearm in multiple cartilaginous exostoses. *J Orthop Sci* 2006, 11:459-466.

[278]   Wood VE, Sauser D, Mudge D. The treatment of hereditary multiple exostosis of the upper extremity. J Hand Surg [Am]. 1985;10:505-13.

[279]   Arms DM, Strecker WB, Manske PR, Schoenecker PL. Management of forearm deformity in multiple hereditary osteochondromatosis. J Pediatr Orthop. 1997;17:450-4.

[280]   Wise CA, Clines GA, Massa H, Trask BJ, Lovett M. Identification and localization of the gene for EXTL, a third member of the multiple exostoses gene family. *Genome Res* 7:10–16, 1997.

[281]   Litzelmann E, Mazda K, Jehanno P, Brasher C, Pennecot GF, Ilharreborde B. Forearm deformities in hereditary multiple exostosis: clinical and functional results at maturity. J Pediatr Orthop. 2012 Dec;32(8):835-41.

[282]   McCornack EB. The surgical management of hereditary multiple exostosis.*Ortho Rev* 5:57–63, 1981.

[283]   Ofiram E, Porat S. Progressive subluxation of the hip joint in a child with hereditary multiple exostosis. J Pediatr Orthop B. 2004 Nov;13(6):371-3.

[284]   Feeley BT, Kelly BT. Arthroscopic management of an intraarticular osteochondroma of the hip. Orthop Rev (Pavia). 2009 Jun 30;1(1):e2.

[285]   Mechlenburg I. Evaluation of Bernese periacetabular osteotomy: prospective studies examining projected load-bearing area, bone density, cartilage thickness and migration. Acta Orthop Suppl. 2008 Jun;79(329):4-43.

[286]   Clohisy JC, Barrett SE, Gordon JE, Delgado ED, Schoenecker PL. Periacetabular osteotomy in the treatment of severe acetabular dysplasia. Surgical technique. J Bone Joint Surg Am. 2006 Mar; 88 Suppl 1 Pt 1:65-83.

[287]   Choi ES, Shon HC, Kim YM, Kim DS, Park KJ, Jo BK, Kim SW.. Periacetabular Osteotomy in Hip Dysplasia with Deformed Femoral Head. J Korean Orthop Assoc.2008,Dec;43(6):718-727. Korean. http://dx.doi.org/10.4055/jkoa.2008.43.6.718

[288]   http://hipdysplasia.org/ international hip dysplasia institute Florida-USA consulté le 12/12/2013

[289]   BLOUNT WP, CLARKE GR. Control of bone growth by epiphyseal stapling; a preliminary report. J Bone Joint Surg Am. 1949 Jul;31A(3):464-78.

[290]   Courvoisier A, Eid A, Merloz P. Epiphyseal stapling of the proximal tibia for idiopathic genu valgum. J Child Orthop. 2009 Jun;3(3):217-21.

[291]   Degreef I, Moens P, Fabry G. Temporary epiphysiodesis with Blount stapling for treatment of idiopathic genua valga in children. Acta Orthop Belg. 2003 Oct;69(5):426-32.

[292]   Stevens PM. Guided growth for angular correction: a preliminary series using a tension band plate. J Pediatr Orthop. 2007 Apr-May;27(3):253-9.

[293]   Espandar R, Mortazavi SM, Baghdadi T. Angular deformities of the lower limb in children. Asian J Sports Med. 2010 Mar;1(1):46-53.

[294]   Jelinek EM, Bittersohl B, Martiny F, Scharfstädt A, Krauspe R, Westhoff B. The 8-plate versus physeal stapling for temporary hemiepiphyseodesis correcting genu valgum and genu varum: a retrospective analysis of thirty five patients. Int Orthop. 2012 Mar;36(3):599-605.

[295]   Wiemann JM 4th, Tryon C, Szalay EA. Physeal stapling versus 8-plate hemiepiphysiodesis for guided correction of angular deformity about the knee. J PediatrOrthop.2009 Jul-Aug;29(5):481-5.

[296]   Aurégan JC, Finidori G, Cadilhac C, Pannier S, Padovani JP, Glorion C. Children ankle valgus deformity treatment using a transphyseal medial malleolar screw. Orthop Traumatol Surg Res. 2011 Jun;97(4):406-9.

[297]   Snearly WN, Peterson HA. Management of ankle deformities in multiple hereditary osteochondromata. *J Ped Orthop* 9:427–32, 1989.

[298]   Shawen SB, McHale KA, Temple HT. Correction of ankle valgus deformity secondary to multiple hereditary osteochondral exostoses with Ilizarov. Foot Ankle Int.2000 Dec;21(12):1019-22.

[299]   Driscoll M, Linton J, Sullivan E, Scott A. Correction and recurrence of ankle valgus in skeletally immature patients with multiple hereditary exostoses. Foot Ankle Int.2013Sep;34(9):1267-73.

[300]   Driscoll MD, Linton J, Sullivan E, Scott A. Medial Malleolar Screw Versus Tension-band Plate Hemiepiphysiodesis for Ankle Valgus in the Skeletally Immature. J Pediatr Orthop. 2013 Oct 29.

[301]   Yilmaz G, Oto M, Thabet AM, Rogers KJ, Anticevic D, Thacker MM, Mackenzie WG. Correction of lower extremity angular deformities in skeletal dysplasia with hemiepiphysiodesis: a preliminary report. J Pediatr Orthop. 2014 May;34(3):336-45.

[302]   Tompkins M, Eberson C, Ehrlich M. Hemiepiphyseal stapling for ankle valgus in multiple hereditary exostoses. Am J Orthop (Belle Mead NJ). 2012 Feb;41(2):E23-6.

[303]   Davids JR, Valadie AL, Ferguson RL, Bray EW 3rd. Surgical management of ankle valgus in children: use of a transphyseal medial malleolar screw. J Pediatr Orthop. 1997 Jan-Feb;17(1):3-8.

[304]   Rupprecht M, Spiro AS, Rueger JM, Stücker R. Temporary screw epiphyseodesis of the distal tibia: a therapeutic option for ankle valgus in patients with hereditary multiple exostosis. J Pediatr Orthop. 2011 Jan-Feb;31(1):89-94.

[305]   www.emedicine.medscape.com, consulté le 01/03/2014

[306]   http://us.orthofix.com/, consulté le 12/12/2013

[307]   Kumar SJ, Keret D, MacEwen GD. Corrective cosmetic supramalleolar osteotomy for valgus deformity of the ankle joint: a report of two cases. J Pediatr Orthop. 1990 Jan-Feb;10(1):124-7.

[308]   Ofiram E, Eylon S, Porat S. Correction of knee and ankle valgus in hereditary multiple exostoses using the Ilizarov apparatus. J Orthop Traumatol. 2008 Mar;9(1):11-5.

[309]   De Andrea CE, Kroon HM, Wolterbeek R, Romeo S, Rosenberg AE, De Young BR, Liegl B, Inwards CY, Hauben E, McCarthy EF, Idoate M, Athanasou NA, Jones KB, Hogendoorn PC, Bovée JV. Interobserver reliability in the histopathological diagnosis of cartilaginous tumors in patients with multiple osteochondromas. Mod Pathol. 2012 Sep;25(9):1275-83.

[310]   Molnar,R. E., 2001, Theropod paleopathology: a literature survey: In: Mesozoic Vertebrate Life, edited by Tanke, D. H., and Carpenter, K., Indiana University Press, p. 337-363.

[311]   Xu L, Xia J, Jiang H, Zhou J, Li H,Wang D, Pan Q, Long Z, Fan C, Deng HX. Mutation analysis of hereditary multiple exostoses in the Chinese. *Hum Genet* 1999;105:45-50.

[312]   Seki H, Kubota T, Ikegawa S, Haga N,do Fujioka F, Ohzeki S, Wakui K, Yoshikawa H, Takaoka K, Fukushima Y. Mutation frequencies of EXT1 and EXT2 in 43 Japanese families with hereditary multiple exostoses. Am J Med Genet. 2001 Feb 15;99(1):59-62.

FIN
Dr. Abdelhamid KAABIA
Kaabia.abdelhamid@gmail.com

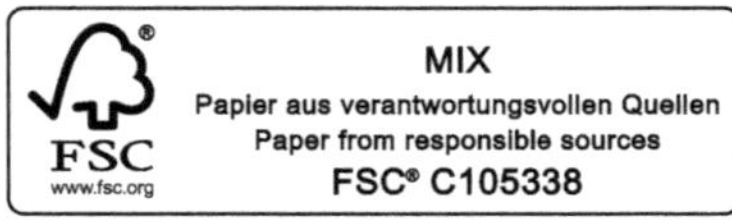

Printed by Books on Demand GmbH, Norderstedt / Germany